全国中医药行业高等教育"十二五"规划教材
全国高等中医药院校规划教材（第九版）

# 中医骨伤科学基础

（供五年制、七年制中医学专业骨伤方向用）

主　编　樊粤光（广州中医药大学）
　　　　王拥军（上海中医药大学）
副主编　（以姓氏笔画为序）
　　　　王秀华（辽宁中医药大学）
　　　　古恩鹏（天津中医药大学）
　　　　何成建（湖北中医药大学）
　　　　姜益常（黑龙江中医药大学）
主　审　施　杞（上海中医药大学）
　　　　王和鸣（福建中医药大学）

U0335486

中国中医药出版社
·北　京·

**图书在版编目（CIP）数据**

中医骨伤科学基础/樊粤光，王拥军主编．—北京：中国中医药出版社，2015.3
全国中医药行业高等教育"十二五"规划教材
ISBN 978 −7 −5132 −2332 −4

Ⅰ．①中…　Ⅱ．①樊…②王…　Ⅲ．①中医伤科学 −中医药院校 −教材　Ⅳ．①R274

中国版本图书馆 CIP 数据核字（2015）第 012561 号

中 国 中 医 药 出 版 社 出 版
北京市朝阳区北三环东路 28 号易亨大厦 16 层
邮政编码　100013
传真　010 64405750
北京中艺彩印包装有限公司印刷
各地新华书店经销
＊
开本 787 ×1092　1/16　印张 12.75　字数 281 千字
2015 年 3 月第 1 版　2015 年 3 月第 1 次印刷
书　号　ISBN 978 −7 −5132 −2332 −4
＊
定价　27.00 元
网址　www.cptcm.com

# 全国中医药行业高等教育"十二五"规划教材
# 全国高等中医药院校规划教材（第九版）
# 专家指导委员会

全国中医药行业高等教育"十二五"规划教材
全国高等中医药院校规划教材（第九版）

# 《中医骨伤科学基础》编委会

# 前　言

　　"全国中医药行业高等教育'十二五'规划教材"（以下简称："十二五"行规教材）是为贯彻落实《国家中长期教育改革和发展规划纲要（2010—2020）》《教育部关于"十二五"普通高等教育本科教材建设的若干意见》和《中医药事业发展"十二五"规划》的精神，依据行业人才培养和需求，以及全国各高等中医药院校教育教学改革新发展，在国家中医药管理局人事教育司的主持下，由国家中医药管理局教材办公室、全国中医药高等教育学会教材建设研究会，采用"政府指导，学会主办，院校联办，出版社协办"的运作机制，在总结历版中医药行业教材的成功经验，特别是新世纪全国高等中医药院校规划教材成功经验的基础上，统一规划、统一设计、全国公开招标、专家委员会严格遴选主编、各院校专家积极参与编写的行业规划教材。鉴于由中医药行业主管部门主持编写的"全国高等中医药院校教材"（六版以前称"统编教材"），进入2000年后，已陆续出版第七版、第八版行规教材，故本套"十二五"行规教材为第九版。

　　本套教材坚持以育人为本，重视发挥教材在人才培养中的基础性作用，充分展现我国中医药教育、医疗、保健、科研、产业、文化等方面取得的新成就，力争成为符合教育规律和中医药人才成长规律，并具有科学性、先进性、适用性的优秀教材。

　　本套教材具有以下主要特色：

　　1. 坚持采用"政府指导，学会主办，院校联办，出版社协办"的运作机制

　　2001年，在规划全国中医药行业高等教育"十五"规划教材时，国家中医药管理局制定了"政府指导，学会主办，院校联办，出版社协办"的运作机制。经过两版教材的实践，证明该运作机制科学、合理、高效，符合新时期教育部关于高等教育教材建设的精神，是适应新形势下高水平中医药人才培养的教材建设机制，能够有效解决中医药事业人才培养日益紧迫的需求。因此，本套教材坚持采用这个运作机制。

　　2. 整体规划，优化结构，强化特色

　　"'十二五'行规教材"，对高等中医药院校3个层次（研究生、七年制、五年制）、多个专业（全覆盖目前各中医药院校所设置专业）的必修课程进行了全面规划。在数量上较"十五"（第七版）、"十一五"（第八版）明显增加，专业门类齐全，能满足各院校教学需求。特别是在"十五""十一五"优秀教材基础上，进一步优化教材结构，强化特色，重点建设主干基础课程、专业核心课程，增加实验实践类教材，推出部分数字化教材。

　　3. 公开招标，专家评议，健全主编遴选制度

　　本套教材坚持公开招标、公平竞争、公正遴选主编的原则。国家中医药管理局教材办公室和全国中医药高等教育学会教材建设研究会，制订了主编遴选评分标准，排除各种可能影响公正的因素。经过专家评审委员会严格评议，遴选出一批教学名师、教学一线资深教师担任主编。实行主编负责制，强化主编在教材中的责任感和使命感，为教材质量提供保证。

　　4. 进一步发挥高等中医药院校在教材建设中的主体作用

　　各高等中医药院校既是教材编写的主体，又是教材的主要使用单位。"'十二五'行规教材"，得到各院校积极支持，教学名师、优秀学科带头人、一线优秀教师积极参加，凡被选中参编的教师都以高涨的热情、高度负责、严肃认真的态度完成了本套教材的编写任务。

5. 继续发挥教材在执业医师和职称考试中的标杆作用

我国实行中医、中西医结合执业医师资格考试认证准入制度，以及全国中医药行业职称考试制度。2004 年，国家中医药管理局组织全国专家，对"十五"（第七版）中医药行业规划教材，进行了严格的审议、评估和论证，认为"十五"行业规划教材，较历版教材的质量都有显著提高，与时俱进，故决定以此作为中医、中西医结合执业医师考试和职称考试的蓝本教材。"十五"（第七版）行规教材、"十一五"（第八版）行规教材，均在 2004 年以后的历年上述考试中发挥了权威标杆作用。"十二五"（第九版）行业规划教材，已经并继续在行业的各种考试中发挥标杆作用。

6. 分批进行，注重质量

为保证教材质量，"十二五"行规教材采取分批启动方式。第一批于 2011 年 4 月，启动了中医学、中药学、针灸推拿学、中西医临床医学、护理学、针刀医学 6 个本科专业 112 种规划教材，于 2012 年陆续出版，已全面进入各院校教学中。2013 年 11 月，启动了第二批"'十二五'行规教材"，包括：研究生教材、中医学专业骨伤方向教材（七年制、五年制共用）、卫生事业管理类专业教材、中西医临床医学专业基础类教材、非计算机专业用计算机教材，共 64 种。

7. 锤炼精品，改革创新

"'十二五'行规教材"着力提高教材质量，锤炼精品，在继承与发扬、传统与现代、理论与实践的结合上体现了中医药教材的特色；学科定位更准确，理论阐述更系统，概念表述更为规范，结构设计更为合理；教材的科学性、继承性、先进性、启发性、教学适应性较前八版有不同程度提高。同时紧密结合学科专业发展和教育教学改革，更新内容，丰富形式，不断完善，将各学科的新知识、新技术、新成果写入教材，形成"十二五"期间反映时代特点、与时俱进的教材体系，确保优质教材进课堂。为提高中医药高等教育教学质量和人才培养质量提供有力保障。同时，"十二五"行规教材还特别注重教材内容在传授知识的同时，传授获取知识和创造知识的方法。

综上所述，"十二五"行规教材由国家中医药管理局宏观指导，全国中医药高等教育学会教材建设研究会倾力主办，全国各高等中医药院校高水平专家联合编写，中国中医药出版社积极协办，整个运作机制协调有序，环环紧扣，为整套教材质量的提高提供了保障，打造"十二五"期间全国高等中医药教育的主流教材，使其成为提高中医药高等教育教学质量和人才培养质量最权威的教材体系。

"十二五"行规教材在继承的基础上进行了改革和创新，但在探索的过程中，难免有不足之处，敬请各教学单位、教学人员及广大学生在使用中发现问题及时提出，以便在重印或再版时予以修正，使教材质量不断提升。

国家中医药管理局教材办公室

全国中医药高等教育学会教材建设研究会

中国中医药出版社

2014 年 12 月

# 编写说明

  中医骨伤科学基础是中医学专业骨伤方向五年制、七年制本科生的主要课程之一，是中医骨伤科学的重要组成部分，是本专业学生由基础课程向骨伤临床学习过渡的桥梁课程。

  本教材依据全国中医药行业高等教育"十二五"规划教材的要求，在国家中医药管理局和教育部全国高等中医学、中药学本科教学指导委员会的指导下，由全国中医药高等教育学会全国高等中医药教材建设研究会组织全国高等中医药院校教学和临床经验丰富的骨伤科教师组成教材编委会并共同完成编著工作。

  本教材有以下特点：

  1. 编写过程贯彻"精品意识""质量意识"。编写人员认真负责，教学内容经过编委会反复论证，不断完善。根据高等中医药教育及其发展特点，在继承与发扬、传统与现代、理论与实践、中医与西医等方面进行合理整合，在继承中医学传统精髓的基础上注意吸收现代研究成果。

  2. 注重素质教育和创新能力培养。从中医骨伤专业培养目标实际出发，继承中医理论，反映中医骨伤科基础学发展的成熟内容，有一定深度与广度，并重视本专业科研能力的培养，力求系统完整，条理层次清晰，语言精练明了，图文并茂，以适应21世纪中医骨伤科专业教学的需要。

  本教材参编单位和编写人员分工如下：广州中医药大学樊粤光执笔编写第一章中医骨伤科学简史、第八章骨科生物力学基础、第十三章练功疗法；上海中医药大学王拥军、李晨光执笔编写第七章中医骨伤研究基础；黑龙江中医药大学姜益常执笔编写第三章损伤与骨病的分类和病因病机；辽宁中医药大学王秀华执笔编写第四章辨证诊断；天津中医药大学古恩鹏和安徽中医药大学王峰共同执笔编写第五章体格检查；湖北中医药大学何成建执笔编写第九章手法治疗；福建中医药大学李楠执笔编写第二章骨关节的结构与生理功能；广西中医药大学刘建航和云南中医学院毕衡共同执笔编写第六章影像学及其他检查；陕西中医学院杨利学执笔编写第十章固定疗法；南京中医药大学孙玉明执笔编写第十一章药物疗法；广州中医药大学林梓凌执笔编写第十二章手术疗法和第十四章物理疗法；甘肃省中医院谢兴文执笔编写第十五章其他疗法；山东省中医院李刚执笔编写第十六章创伤急救。

  鉴于编者水平和经验有限，恳请各位师生在使用过程中对本教材存在的不足提出宝贵意见，以便再版时修订提高。

《中医骨伤科学基础》编委会

2014 年 10 月

# 目　录

# 第一章　中医骨伤科学简史

中医骨伤科学是一门防治骨关节及其周围筋肉损伤与疾病的学科。古属"疡医"范畴，又称"接骨""正体""正骨""伤科"等。中医骨伤科历史悠久，源远流长，是中华各族人民长期与损伤及筋骨疾患做斗争的经验总结，具有丰富的学术内容和卓著的医疗成就，是中医学重要的组成部分，对中华民族的繁衍昌盛和世界医学的发展产生了深远的影响。

中医骨伤科没有明确的起源时间，是从原始无目的行为到有目的的经验累积发展而成。在古代，自然的本能使古人为止血而按压伤处，为减轻痛楚而抚摸痛处，为减少再创伤而绑扎固定损伤处，是一种本能反射与自然反应，即使是动、植物也会发生类似反应。不同的是人们经过长期体验，总结归纳出一些简易而有效的处理方法，并以经验口耳相传，成为种族繁衍生存的法则。古人对伤处用树叶、草茎、动物的某些部分及矿石粉等裹敷，逐渐发现了具有止血、止痛、消肿、排脓、生肌和敛疮作用的外用药物；从伤处抚摸、按压摸索出一些简易的理伤按摩手法；在烘火取暖和烤炙食物时，人们发现热物贴身可以解除某些病痛，产生了原始的热熨疗法。这些便是骨伤外治法的起源，目前没有文字可考。

从经验积累到医疗文字出现不仅使中华文明得以继承，大量的医学经验也广为记载。石器时代的原始工具、夏代人工酿酒、商代冶炼术，以及西周时已确立的一整套医政组织和医疗考核制度，分医学为疾医、疡医、食医和兽医等，为医学分科之始。设官员掌管藏冰、变火，以救时疾。《周礼》载："春时有痟首疾，夏时有痒疥疾，秋时有疟寒疾，冬时有嗽上气疾。""疡医"（外科和骨伤科医生萌芽），其职责是"掌肿疡、溃疡、金疡、折疡之祝药"。《礼记》载："孟春行秋令，则民大疫""季春行夏令，则民多疾疫"。

公元前5世纪，医学家秦越人（扁鹊）诊病已用望、闻、问、切的诊断法，并用针灸、按摩、汤药等综合治疗，有关于用毒酒进行外科手术麻醉之记载。1973年在湖南长沙马王堆出土的医书中，已有汤、散、丸、药酒等剂型，以及手术和非手术方法的记载，其中已有折骨绝筋，即闭合性骨折及开放性骨折的记载。《五十二病方》主张用酒处理伤口，以药煎水洗伤口，记载了伤口包扎的方法。

《黄帝内经》是我国最早的一部医学典籍，书中对人体头项、躯干和四肢各部位骨骼的长短、大小标记出测量的尺寸。《灵枢·经脉》曰："骨为干，脉为营，筋为刚，肉为墙。"较全面、系统地阐述了人体解剖、生理、病因、病机、诊断、治疗等基础理论。《吕氏春秋·季春纪》记载："流水不腐，户枢不蠹，动也；形气亦然，形不动则精不流，精不流则气郁。"练功疗法为骨伤科动静结合的理论奠定了基础。西汉淳于意留下的"诊籍"记录了"堕马致伤"和"举重致伤"两例完整伤科病案。东汉《神农本草经》中应用于骨伤科内服或外敷的药物近100种。东汉华佗发明了麻沸散，用以全身麻醉，施行剖腹术和刮骨术；创立了五禽戏。

晋代葛洪《肘后救卒方》记载了下颌关节脱臼手法整复方法："令人两手牵其颐已，暂推之，急出大指，或咋伤也。"同时亦首先记载用竹片夹板固定骨折："疗腕折、四肢骨破碎及筋伤蹉跌方：烂捣生地黄熬之，以裹折伤处，以竹片夹裹之，令遍病上，急缚，勿令转动。"

南宋龚庆宣的《刘涓子鬼遗方》描述了创口感染、化脓性骨关节炎症状，治疗可用外消、内托、排脓、生肌、灭瘢等治法，运用虫类活血祛瘀药治疗金疡，提出了骨肿瘤的诊断与预后、骨结核的证候。

隋代巢元方著《诸病源候论》论述了金疮化脓感染的病因病理，首创清创法，总结了清创疗法要点，将创伤分为骨折、扭伤两大类，提出对妇女、儿童创伤要分治，系统整理了开放性骨折、止血方法，对创伤并发症也有深刻认识："夫金创始伤之时，半伤其筋，荣卫不通，其疮虽愈后，仍令痹而不仁"（相当于缺血性肌挛缩），为后世清创手术奠定了理论基础。

唐代孙思邈著《备急千金要方》《千金翼方》全面系统地将骨伤科用药分为补髓、生肌、坚筋、固骨等类别，对以往的骨伤科技术亦作了系统的整理，使很多骨伤科的技术在唐代的医学著作中得到保留，如复苏术、止血法、镇痛法、补血法等；同时亦十分重视骨折手法复位后的康复，如下颌关节脱位手法复位后，提倡采用蜡疗、热敷、针灸等法巩固其疗效，促进康复，丰富了骨伤科治疗方法。唐代王焘著《外台秘要》广泛收集民间各种理法方药，在创伤诊治方面提出骨伤科诊断首先要区分内、外伤，治疗应分清骨折、脱位、内伤、金创和危重等证候。

唐代蔺道人著《仙授理伤续断秘方》是我国现存最早的骨伤科专著，其学术成就主要表现在以下几个方面：①建立骨折复位的诊疗常规："一煎水洗，二相度损处，三拔伸，四或用力收入骨，五捺正，六用黑龙散通，七用风流散填疮，八夹缚，九服药，十再洗"；②改进固定方法：指出固定要使骨"平正"，"凡夹缚（固定）用杉木皮数片，周回紧夹缚，留开皆一缝，夹缚必三度，缚必要紧"；③对复杂粉碎性骨折治疗：区分闭合、开放损伤，并注意并发破伤风；④对整复手法贡献：记载了髋关节脱位，并将其分为前脱位和后脱位两类，采用"手牵足蹬法"整复髋关节脱位，用"椅背复位法"治疗肩关节脱位；⑤麻药的应用；⑥收载骨科器具应用方法：如刀、制药用具、复位用工具、材料选择都有描述；⑦对内损伤提出"七步"治疗法；将伤损按早、中、晚三期论治，包括内服及煎洗 、敷贴等，体现了伤科内外兼治的整体观。此时期的发展初步形成了中医骨伤科的基本理论雏形。

元代李仲南《永类钤方》首创过伸牵引加手法复位治疗脊柱屈曲型骨折，此外还创制了"曲针"用于缝合伤口；将"有无粘膝"体征作为髋关节前后脱位的鉴别。

元代危亦林著《世医得效方》，将麻药（草乌散）用于病人复位过程中；世界上首次采用悬吊复位法治疗脊柱骨折："凡挫脊骨,不可用手整顿,须用软绳从脚吊起,坠下体直,其骨便自然归窠。"危氏总结出"二十五味方"和"清心药方",其功用"治跌扑损伤,骨碎骨折,筋碎骨折,筋断刺痛,不问轻重,悉能治之,大效"。

明代朱棣等著《普济方》,其中"折伤门""金疮门"和"杖伤门"等辑录治疗骨伤科方药1256首,是15世纪以前治疗骨伤方药的总汇。明代异远真人著《跌损妙方》总结少林伤科派用药特点:按穴位用药,行气活血化瘀药的选用注重性味,主张宜微温、辛甘、甘凉。明代薛己著《正体类要》强调治伤整体观念,十分重视突出八纲、脏腑、气血辨证论治,其"肢体损于外,则气血伤于内,营卫有所不贯,脏腑由之不和"为内治纲领,其"气血学说"和"平补法"突出脾胃、肝肾在伤科疾病中作用;后人称其为"温补骨伤科学派"的始祖。明代李时珍著《本草纲目》收载骨伤科药物170余种。明代王肯堂著《证治准绳·疡医准绳》对骨折有较精辟的论述,把髌骨损伤分为脱位、骨折两类。

清代吴谦著《医宗金鉴·正骨心法要旨》系统总结了清代以前的正骨经验,理论与实践相结合。将正骨手法归纳为:摸、接、端、提、推、拿、按、摩八法,介绍了攀索叠砖法、腰部垫枕法整复腰椎骨折脱位等。在固定方面主张"因身体上下正侧之象,制器以正之,用辅手法之所不逮,以冀分者复合,欹者复正,高者就其平,陷者升其位",使用了多种固定器具,如脊柱中段损伤通木固定;下腰损伤腰柱固定;四肢长骨干骨折采用竹帘等固定,髌骨骨折抱膝圈固定等。清代胡延光著《伤科汇纂》系统地阐述了各种损伤的诊治,记载了骨折、脱位、筋伤的检查、复位法、附录了许多治验医案,并介绍大量骨伤科处方及用药方法。

近现代中医骨伤科发展史(1840年至今)1840年至新中国成立前,骨伤科著作较少,大部分伤科经验流散于民间,缺乏整理和提高。新中国成立后,在党和国家政策支持下,全国各省市逐步建立中医院校,培养中医骨伤科学人才,建立了中医骨伤科学研究所(院),对中医骨伤科学相关医籍资料进行搜集、整理和创新。很多城市、地区和县建立了骨伤专科医院、中医院设立骨伤科,目前规模较大的中医骨伤专科医院有广东省佛山市中医院、河南省洛阳正骨医院、山东省文登整骨医院等。1958年,方先之、尚天裕等编写《中西医结合治疗骨折》,提出"动静结合、筋骨并重、内外兼治和医患合作"治疗骨折的四项基本原则。此原则一直有效地指导着临床实践至今。近30年来,在中西医共同发展的政策鼓舞下,中医骨伤科学走中西医结合的道路取得了跨越式发展,其中广州、北京、山东和上海等地中医骨伤科研究先后获得多项国家科技进步二等奖。

1986年中华中医药学会骨伤科分会成立以来,通过不断的交流学习,一方面继承发扬中医骨伤的特长,将传统中医骨伤特色与现代治疗技术相结合;另一方面利用当前先进的科学技术深入研究骨伤病治疗机理,发掘中医骨伤的精髓,让中医骨伤科学走出国门,为人类的健康做出更大的贡献。

# 第二章　骨关节的结构与生理功能

## 第一节　骨的结构及功能

　　骨主要由骨组织构成，分布着丰富的血管、淋巴管和神经。成人有 206 块骨骼，借骨连接构成人体的支架，具有保护、支持和运动等功能。骨还是人体最大的钙库，与钙、磷代谢密切相关；骨内的骨髓具有造血功能。

### 一、骨的结构

　　成人新鲜骨呈黄白色，坚硬而富有弹性，其形态结构随年龄、营养、健康状态而不断发生改变。骨是由骨质、骨膜和骨髓三大基本结构和分布其上的血管和神经组成的。

　　**1. 骨质**　骨质是骨的主要成分，分为骨密质和骨松质两种。骨密质是骨表面的坚硬骨质，通常由多层厚 5~7 μm 的骨板紧密排列而成，质地坚硬致密，抗压和抗扭曲力强，主要分布于骨的表层；骨松质由许多片状的骨小梁交织排列而成，结构疏松呈海绵状，主要分布于骨的内部。

　　骨质主要由有机质和无机质组成。有机质主要是大量骨胶原纤维（约占有机质95%）和少量无定形基质，使骨骼具有弹性和韧性；无机质主要是羟基磷灰石，使骨具有一定的机械强度。两种成分比例随年龄的增长而发生变化。幼儿有机质和无机质各占一半，故弹性较大，柔软，易发生变形，在外力作用下不易骨折；成年人骨的有机质和无机质比例约为 3:7，骨具有较大硬度和一定弹性，较坚韧；老年人的骨无机质所占比例更大，脆性增加，易发生骨折。

　　**2. 骨膜**　骨膜为致密结缔组织，除关节面外，骨的内、外表面均覆盖着骨膜，对骨的营养、再生和感觉起着重要作用。骨膜分为骨外膜和骨内膜。骨外膜附着在骨的表面，由粗大的胶原纤维束组成，有丰富的血管和神经伴行，贴近骨的一侧细胞成分多，主要为具有高活性的间充质细胞，可分化为成骨细胞和破骨细胞等，参与骨的生长。骨内膜被覆在骨髓腔面，纤维细而少，细胞通常排列一层，这些细胞和骨外膜内层细胞一样也是具有成骨潜能的间充质细胞，终生保持成骨潜能。当骨受到损伤时，骨内膜细胞可以恢复成骨能力，与骨外膜内层的细胞一起参与骨的修复。

　　**3. 骨髓**　骨髓填充在骨髓腔和骨松质的空隙内，分为红骨髓和黄骨髓，红骨髓具有造血功能。胎儿、幼儿的骨髓全是红骨髓，约 5 岁之后，长骨骨干内的红骨髓逐渐被脂肪组织代替，称黄骨髓。黄骨髓虽无造血功能，但仍保持造血的潜能，当机体需要的时候可转变为红骨髓进行造血。

**4. 血管**  长骨的血供有一定规律性，其来源主要可归为四个既相对独立又相互联系的动脉系统，即滋养动脉、骨端动脉（干骺端动脉和骺动脉）、骨膜动脉和肌、肌腱及筋膜动脉，供应骨的营养。

**5. 神经**  骨的神经伴随滋养血管进入骨内，其中大部分是血管运动神经（内脏传出纤维），分布于血管壁。躯体感觉神经（躯体传入纤维）则多分布于骨膜、骨内膜、骨小梁及关节软骨面深面，骨折、骨病常引起疼痛。

## 二、骨的功能

**1. 支持功能**  骨构成人体形态基本构架，如头、躯干、四肢骨骼，其中颅骨形成颅腔，胸骨、肋骨及脊柱形成胸腔和腹腔。

**2. 保护功能**  骨构成体腔的外壁，保护内部的重要器官。

**3. 运动杠杆功能**  骨为骨骼肌提供附着，在神经系统作用下，骨骼肌收缩牵拉骨，骨以关节为枢纽产生运动。

**4. 储存钙磷功能**  体内的大量钙、磷均储存在骨中，并随体内钙、磷代谢状况而储存或释放。

**5. 造血功能**  骨髓充填于骨髓腔及松质骨间隙，胎儿及幼儿时期为具有造血功能的红骨髓，其后虽转化为富含脂肪组织的黄骨髓，但在慢性失血过多时可逐渐转化为红骨髓而恢复其造血功能。

## 第二节  关节及软骨的结构与功能

关节是全身骨与骨之间的连接装置。

根据关节的活动性可以把关节分为不动关节、微动关节和活动关节。例如，颅骨缝关节属不动关节，耻骨联合属微动关节，而常见的肩、肘、膝、踝关节属活动关节。

根据关节的不同部位把关节分为中轴关节与外周关节。其中脊柱的连接属于中轴关节，而与脊柱关节相对应的四肢大小关节为外周关节。

根据关节的连接方式把关节分为直接连接和间接连接。其中直接连接为两骨之间借纤维结缔组织或软骨连结在一起，如骶骨各椎体之间的融合、颅骨缝的骨化等。间接连接主要是两骨面相互分离，而周围的结缔组织相互连接，又称为滑膜关节。人体绝大部分关节都属于滑膜关节，滑膜关节由关节面、关节囊、关节腔构成。

### 一、滑膜关节的结构

#### （一）滑膜关节的基本结构

**1. 关节面**  由关节软骨覆盖，表面光滑，覆以少量滑液，有弹性，在运动时有减轻冲击、吸收震荡和分散应力的作用。关节软骨属透明软骨，没有神经支配，也没有血管，其营养成分必须从关节液中获得，其代谢废物也必须排至关节液中。

关节软骨的组织结构分为四层：表层、过渡层、深层和钙化层。表层最薄，为扁平的软骨细胞密集地排列在与关节表面平行的胶原纤维之间；过渡层中圆形的软骨细胞被细胞外基质围绕，胶原纤维相互交错，无一定走行规律；深层的软骨细胞量少，聚集呈柱状；钙化层紧贴于软骨下骨，胶原纤维垂直于关节面排列，并固定在钙化的基质上。

**2. 关节囊**　关节囊附着于关节面周边的骨周围，形成密闭的关节腔。关节囊分为内、外两层，外层为厚而坚韧的纤维层，由致密结缔组织构成。纤维层增厚部分形成关节外韧带，可增强关节的稳定性。内层为滑膜层，由血管丰富的疏松结缔组织构成，分布于整个关节内面。滑膜层内面有许多小的突起或皱襞，分别为滑膜绒毛和滑膜皱襞，富含滑膜细胞，具有分泌和吸收功能。

**3. 关节腔**　关节腔是由关节软骨和关节囊滑膜层共同围成的封闭的腔。腔内含有少量滑液，腔内平时呈负压状态，以增强关节的稳定性。滑液是由滑膜细胞分泌的透明微黄的黏性液体，呈弱碱性。滑液内含有多种细胞（如多核白细胞、淋巴细胞、单核细胞、吞噬细胞和滑膜细胞等）、蛋白聚糖、透明质酸酶和无机盐。通过表面渗透作用或"泵吸"作用为关节软骨提供营养、排泄代谢产物。

## （二）滑膜关节的辅助结构

关节除具备上述基本结构外，某些关节为适应其特殊功能还形成一些特殊结构，以增加关节的灵活性或稳定性。这些结构包括：

**1. 韧带**　连接于相邻两骨之间的致密纤维结缔组织束称为韧带，有增加关节稳定性的作用。位于关节囊外的称为囊外韧带，有的为关节周围肌腱的延续。位于关节囊内的称为囊内韧带，被滑膜包绕，位于滑膜层与纤维层之间。韧带和关节囊分布有丰富的感觉神经，故而关节损伤后可出现疼痛等临床症状。

**2. 关节内软骨**　关节内软骨为存在于关节腔内的纤维软骨，有关节盘、关节盂唇两种形态。

（1）关节盘：是位于两关节面之间的纤维软骨板，其周缘附着于关节囊内面，将关节腔分为两部分。两个腔可产生不同的运动，从而增加关节的运动形式和范围。关节盘多呈圆形，中央稍薄，周缘略厚。膝关节中的关节盘呈半月形，称半月板，可减少冲击和震荡，并可增加关节的稳定性。

（2）关节盂唇：关节盂唇是附着于关节窝周缘的纤维软骨环，有加深关节窝、增大关节面、增加关节稳定性的作用，如髋臼唇等。

## 二、滑膜关节的功能

关节的功能表现为运动灵活性与稳定性。决定关节的灵活性与稳定性的因素主要有关节面的形状、关节囊的厚薄和松紧度、关节囊内外韧带的强弱、关节内有无关节盘，以及关节周围肌力的强弱和肌肉的收缩幅度等。

**1. 韧带、关节囊及周围肌肉的功能**　韧带、关节囊及周围的肌肉能保证关节的稳定性。即使关节周围结构都完整，肌肉的完全麻痹也能使其失去稳定性，部分麻痹也会产生明显的功能障碍。肌肉在稳定大的近端关节方面尤为重要，如髋、肩等球窝关节。韧带可限制和引导关节运动，增强关节的稳定性。

**2. 关节软骨的功能**

（1）传导载荷：胶原纤维有良好的抗拉伸强度和刚度。在关节软骨基质中的胶原纤维有其特殊的排列顺序，即胶原纤维的拱形结构及薄壳结构，这种结构大大增强了纤维的抗拉伸强度及刚度，使关节受力性能更佳，是传导载荷极重要的结构基础。

（2）吸收震荡：关节软骨具有吸收、缓冲应力的作用。关节软骨损伤后将会导致关节退变并进行性加重。

（3）润滑：关节软骨在滑膜关节中表现出高度的润滑性能，这主要依靠其平整光滑的表面及关节滑液的作用。关节软骨能维持人一生的活动而不损伤就是因为其具有良好的润滑作用。当关节滑膜有病变时，如类风湿性关节炎、滑液分泌异常，会失去正常的润滑作用而影响关节功能及关节软骨的营养。

（4）抗磨损：除了对关节有良好的润滑以外，关节软骨本身的结构也极有利于抗磨损。关节软骨浅层的胶原纤维形成一层平行于关节面的薄壳结构，成为关节软骨的遮盖面。它的成分除了关节软骨所特有的 II 型胶原外，还有 I 型胶原，I 型胶原增加了表层纤维的硬韧度，能保护关节软骨抵抗各种应力的破坏及免受机械的磨损。

**3. 软骨下骨的功能**　生理负荷时，软骨下骨变形，这对关节内压力的均衡分布非常重要。软骨下骨的这种应变模式避免了关节内压力的集中；若压力局限化时，软骨下骨将硬化。

**4. 半月板或纤维软骨的功能**　半月板充填于关节间隙，起着垫圈作用。半月板具有承受负重并吸收震荡的作用。若无半月板，关节接触面仅仅只有中央软骨一小部分，局部应力大且稳定性差。

# 第三节　骨骼肌的结构与功能

骨骼肌具有收缩特性，是运动系统的动力部分，一般附着于骨，在神经系统的支配和调节下，可随人的意志而收缩，故又名随意肌。人体大约有 600 块骨骼肌。骨骼肌细胞构成骨骼肌组织，每块骨骼肌主要由中间的肌性部分和两端的腱性部分构成，外包结缔组织膜，内有神经、血管分布。

## 一、骨骼肌的结构

骨骼肌一般由中间的肌腹和两端的肌腱组成。肌腹主要由具有收缩力的肌纤维束组成；肌腱主要由无收缩能力的、平行的胶原纤维束构成。骨骼肌通常以两端附着于两块或两块以上的骨，中间跨过一个或多个关节，肌肉收缩时，使关节产生运动。一般来说，运动时两骨中总有一个骨的位置相对固定，另一骨移动。肌肉在固定骨上的附着点称为起点，在移动骨上的附着点称为止点。通常把接近身体正中线的附着点作为起点，远离身体正中线的附着点作为止点。全身骨骼肌跨越一个或多个关节，分布在骨骼周围，其分布的方式与关节运动轴有关，即在一个运动轴的相对侧有两组作用相反的肌肉，这两组作用相反的肌肉互称拮抗肌；而在一个运动轴同侧、具有相同功能的两组或多组肌肉，因其功能相互协同，故称为协同肌。各肌在神经系统的支配调节下，彼此协调、相辅相成完成各种动作。

分布于躯干和四肢的每块肌肉均由许多平行排列的骨骼肌纤维组成，它们的周围包裹着结缔组织。包在整块肌外面的结缔组织为肌外膜，它是一层致密结缔组织膜，含有血管和神经。肌外膜的结缔组织及血管和神经的分支伸入肌内，分隔和包围大小不等的肌束，形成肌束膜。分布在每条肌纤维周围的少量结缔组织为肌内膜，肌内膜含有丰富的毛细血管。各层结缔组织膜除有支持、连接、营养和保护肌组织的作用外，对单条肌纤维的活动乃至对肌束和整块肌肉的肌纤维群体活动也起着调整作用。

骨骼肌辅助装置位于肌的周围，有协助肌活动的作用。包括筋膜、腱鞘、滑膜囊等。

**1. 筋膜**　筋膜可分为浅、深两层。浅筋膜由疏松结缔组织构成，位于真皮之下，包被整个身体。浅筋膜内除含有脂肪外，还有浅动脉、皮下静脉、淋巴管和皮神经等。浅筋膜对位于其深部的肌、血管和神经有一定的保护作用。

深筋膜又称固有筋膜，由致密结缔组织构成，遍布全身，包裹肌肉、血管神经束。深筋膜与肌的关系密切，随肌的分层而分层。在四肢，深筋膜还插入肌群之间，并附着于骨，构成肌间隔。肌间隔与深筋膜、骨膜共同构成鞘状结构，称为骨筋膜鞘。其包绕肌群或单个肌，以及血管、神经等以保护肌免受摩擦，并保证各肌或肌群能单独进行活动。深筋膜在某些部位供肌附着。在腕部和踝部又增厚形成支持带，对经其深部的肌腱起支持和约束作用，并能改变肌的牵引方向，以调节肌的作用。

**2. 腱鞘**　一些运动剧烈的部位如手和足部，长肌腱通过骨面时，其表面的深筋膜增厚，并伸向深部与骨膜连接，形成筒状的纤维鞘，其内含由滑膜构成的双层圆筒状套管，套管的内层紧包在肌腱的表面，外层则与纤维鞘相贴，两层之间含有少量滑液。因此肌腱既被固定在一定位置上，又可滑动并减少与骨面的摩擦。

**3. 滑膜囊**　滑膜囊为结缔组织形成的封闭囊，壁薄略扁，囊内有囊壁产生的滑液。多位于肌腱与骨面相接触处，以减少两者之间的摩擦。关节附近的滑膜囊可与关节腔相通，因而滑膜囊炎症可影响肢体局部的运动功能。

## 二、骨骼肌的功能

骨骼肌的功能单位是由一个运动神经元和它所支配的全部肌纤维构成的，这一功能单位称为运动单位。骨骼肌的生理功能主要表现在两个方面：一是维持正常肌张力，二是产生运动。

# 第四节　神经、血管的结构与功能

## 一、神经的结构

### （一）神经的基本结构

神经元、神经胶质、突触为神经的基本结构。

**1. 神经元**　是一种高度分化的细胞，是神经系统的基本结构和功能单位，具有感受刺激和传导兴奋的功能。神经元由胞体和突起两部分构成。胞体的中央有细胞核，核的周围为细胞质，细胞质内除有一般细胞所具有的细胞器如线粒体、内质网等外，还含有特有的神经原纤维及尼氏体。神经元的突起根据形状和机能又分为树突和轴突。树突较短但分支较多，它接受冲动，并将冲动传至细胞体，各类神经元树突的数目多少不等，形态各异；每个神经元只发出一条轴突，长短不一，胞体发出的冲动沿轴突传导。

**2. 神经胶质** 又称胶质细胞，是神经系统间质细胞和支持细胞的统称，分布于神经系统各处，其分裂增殖能力很强，特别是神经系统损伤后极其活跃。胞质中无神经原纤维和尼氏体，不具有传导冲动的功能。神经胶质对神经元起着支持、绝缘、营养和保护等作用，并参与构成血脑屏障。

**3. 突触** 神经元间联系方式是互相接触，该接触部位的结构称为突触。通常是一个神经元的轴突与另一个神经元的树突或胞体借突触联系，神经冲动由一个神经元通过突触传递到另一个神经元。

### （二）神经末梢

周围神经纤维的终末部分终止于全身各种组织或器官内，形成各式各样的神经末梢，按其功能可分感觉神经末梢和运动神经末梢两大类。

**1. 感觉神经末梢** 感觉神经末梢是感觉神经元周围突的终末部分，该终末与其他结构共同组成感受器。感受器能接受内、外环境的各种刺激，并将刺激转化为神经冲动，传向中枢，产生感觉。感觉神经末梢按其结构可分游离神经末梢和有被囊神经末梢两类。

**2. 运动神经末梢** 运动神经末梢是运动神经元的长轴突分布于肌组织和腺内的终末结构，支配肌纤维的收缩和腺的分泌。运动神经末梢与邻近组织共同组成效应器。运动神经末梢又分躯体运动神经末梢和内脏运动神经末梢两类。

### （三）神经系统

神经系统分为中枢神经系统和周围神经系统两大部分。中枢神经系统包括脑和脊髓。脑分为大脑、小脑和脑干三部分。大脑分为左右两个半球，分别管理人体不同的部位。脊髓是传导通路，能把外界的刺激及时传送到脑，然后再把脑发出的命令及时传送到周围器官，起到了上通下达的桥梁作用。周围神经系统包括脑神经、脊神经和植物神经。

神经系统具有重要的生理功能。一方面它控制与调节各器官、系统的活动，使人体成为一个统一的整体；另一方面通过神经系统的分析与综合，使机体对环境变化的刺激做出相应的反应，达到机体与环境的统一。

## 二、神经的功能

神经对所支配的组织具有两种作用，即功能性作用和营养性作用。功能性作用也就是神经系统对组织器官的调节作用；营养作用主要通过神经元生成释放某些营养性因子来维持所支配组织正常的代谢与功能。如运动神经损伤后，由于完全或部分失去神经的营养性作用，神经所支配的肌肉内糖原合成减慢，蛋白质分解加快，肌肉会逐渐萎缩。

### 三、血管的结构

血管是血液流动的管道。血液在心脏射血动力的推动下，周而复始地从心室通过动脉、毛细血管和静脉相串联构成的血管系统返回心房。人体除角膜、毛发、指（趾）甲、牙质及上皮等处外，血管遍布全身。

### 四、血管的功能

**1. 动脉**　大动脉管壁厚，富含弹性纤维，有明显的可扩张性和弹性。左心室收缩射血时，主动脉压升高，一方面推动动脉内的血液向前流动，另一方面使主动脉扩张、容积增大，有暂时贮存部分血液的功能，心室的间断射血可使血液在血管中连续流动。因此大动脉又称为弹性贮器血管。中动脉将血液输送至各器官组织，又称为分配血管。小动脉和微动脉的管径较细，对血流的阻力较大，因此也称为毛细血管前阻力血管，其管壁含有丰富的血管平滑肌，在平时保持一定的紧张性收缩，形成血管的外周阻力，对于维持一定的动脉血压起着重要的作用。血液在血管中流动时受到的外周阻力大部分发生在微动脉，微动脉的收缩与舒张可明显改变所灌流器官、组织的血流量。

**2. 毛细血管**　毛细血管连接动脉和静脉，分布广泛，互相连通形成毛细血管网。在真毛细血管的起始部常有平滑肌环绕，称为毛细血管前括约肌，属于阻力血管的一部分。它的舒张、收缩活动可以控制毛细血管的开放或关闭，因此可控制毛细血管开放的数量。真毛细血管通透性很高，是血管内血液和血管外组织液进行物质交换的主要场所，在功能上属于交换血管。

**3. 静脉**　和同级动脉比较，静脉的数量较多、口径较粗、管壁较薄、扩张性较大，较小的压力变化就可使容积发生较大的变化，故其容量较大。在安静状态下，60%～70%的循环血量容纳在静脉系统中。当静脉的口径发生较小变化时，静脉内容纳的血量就可发生很大的变化，回流到心房的血流量明显改变，而静脉内压力变化却较小。因此，静脉在血管系统中起着血液贮存库的作用，也称为容量血管。

微静脉的管径较小，可对血流产生一定的阻力，又称为毛细血管后阻力血管，其产生的阻力在血管系统总阻力中只占很小比例。微静脉的舒张、收缩活动可影响毛细血管前阻力和毛细血管后阻力的比值，继而改变毛细血管的血压、容量及滤过作用，影响体液在血管内和组织间隙内的分配。

在血管床中还存在小动脉和小静脉之间的直接吻合，称为短路血管或动 - 静脉短路，主要分布于手指、足趾、耳郭等处的皮肤中，在功能上与体温调节有关。

**4. 血管内皮细胞的内分泌功能**　血管内皮细胞是血管内壁的主要成分，具有复杂的酶系统，可以合成和分泌多种生物活性物质，参与血管收缩和舒张、凝血、免疫功能及细胞增殖的调节。正常情况下，血管内皮细胞释放的各种活性物质在局部维持一定的浓度比，对于调节血液循环、维持内环境稳定具有十分重要的意义。

# 第三章　损伤与骨病的分类和病因病机

## 第一节　损伤的分类

损伤是指人体受外界各种创伤因素作用而使皮肉、筋骨、脏腑等组织结构遭到破坏的疾患。

根据损伤的性质和特点，其分类主要有以下几种。

### 一、按损伤部位分类

按损伤部位可分为外伤和内伤两大类。外伤是指皮、肉、筋、骨、脉的损伤，再具体可分为骨折、脱位和筋伤；内伤是指脏腑损伤，以及损伤引起的气血、脏腑、经络的功能紊乱。

### 二、按损伤性质分类

按外力作用的性质可分为急性损伤与慢性劳损。急性损伤是指急骤的暴力所引起的损伤。慢性劳损是指劳逸不适度或体位不正确，外力长期累积作用于人体所致的损伤。

### 三、按损伤时间分类

按损伤时间可分为新伤与陈伤。新伤是指伤后两周以内的损伤；陈伤亦称宿伤，是指新伤失治，或愈后复发超过两周以上的损伤。

### 四、按损伤部位破损与否分类

按损伤部位的皮肤与黏膜破损与否可分为闭合性损伤和开放性损伤。闭合性损伤是指受钝性暴力损伤而外部无创口者；开放性损伤是指因锐器或暴力钝性挫伤引起的使皮肤和黏膜破损的损伤，深部组织与外界环境相通。由于皮肤或黏膜的完整性受到破坏，外邪得以从伤口侵入，容易发生感染。

### 五、按损伤程度分类

按受损的程度可分为轻伤与重伤。损伤的严重程度取决于暴力的大小、作用时间的长短、致伤的性质、受损部位，以及面积和深度等。

### 六、按致伤因素的理化性质分类

按致伤因素的理化性质可分为物理损伤、化学损伤和生物损伤等。物理损伤包括外力、高热、冷冻、电流等；化学性损伤包括各种化学物质致伤；生物性损伤包括各种微生物，如细菌、病毒、霉菌等的伤害。

## 第二节　损伤的病因病机

### 一、病因

损伤的病因是指引起人体损伤的原因，又称为损伤的致病因素。临床上分为外因和内因两个方面。

#### （一）外因

外因主要是指作用于人体而引起损伤的外界因素。主要为外力作用，又与邪毒感染及外感六淫等有一定的关系。

**1. 外力作用**　跌仆、坠堕、撞击、闪挫、扭捩、负重、刀刃、劳损等均属外力作用。根据外力性质的不同可分为直接暴力、间接暴力、肌肉收缩和持续劳损四种。

（1）直接暴力是指所致的损伤发生在外力接触的部位，如挫伤、轧碾伤等。

（2）间接暴力是指所致的损伤发生在远离外力接触的部位，如传达暴力、扭伤暴力引起的骨折脱位等；从高空下坠，臀部着地，身体对地面的冲击力与地面的反作用力造成的胸腰椎压缩骨折等。

（3）肌肉强烈收缩，如跌仆时股四头肌强烈收缩可引起髌骨骨折等。

（4）持续劳损，如长时间步行可引起跖骨疲劳性骨折，单一姿势长期弯腰负重可以引起慢性腰肌劳损等。

**2. 邪毒感染**　由于外伤后伤口感染邪毒，或损伤积瘀，邪毒乘虚而入均可引起邪毒感染。创伤感染可引起局部或全身性感染，开放性骨折感染可引起骨髓炎，损伤积瘀后邪毒侵入，经脉受阻，亦可化热成毒。

**3. 外感六淫**　外感六淫，尤其是风、寒、湿邪可以引起筋骨、关节疾患，当风、寒、湿邪毒太盛，侵袭机体，或外力伤害后的筋肉、关节感受风、寒、湿邪的侵袭，均可致机体气机不得宣通而反复发作疼痛。如《诸病源候论·腰背病诸候·卒腰痛候》曰："风邪乘虚卒入肾经，故卒然而患腰痛。"

#### （二）内因

内因指由于人体内部的变化而致损伤的因素。损伤主要是由外力伤害因素所致，但也受到各种不同的内在因素的影响，如年龄、体质和解剖结构等。

**1. 年龄**　年龄不同，伤病的好发部位及发生率也有不同。如跌倒时臀部着地，老年人易发生股骨颈、粗隆间骨折，而青少年则较少发生。小儿骨骼柔软且富有韧性，骨折时多发生青枝样骨折。骨骺损伤则发生在骨骺尚未闭合的少年儿童。

**2. 体质**　体质的强弱与损伤的发生有密切关系。年老体弱、气血虚弱、肝肾亏虚、骨质疏松者容易发生损伤。如《正体类要·正体主治大法》曰："若骨骺接而复脱，肝肾虚也。"

**3. 解剖结构**　损伤与其局部解剖结构有一定的关系。传达暴力作用于肢体时，骨折常常发生在密质骨与松质骨交界处，如桡骨远端骨折好发于桡骨下端 2～3cm 处。

**4. 职业工种**　损伤的发生与职业工种有一定的关系。如手部损伤较多发生在缺乏必要的防护设备下工作的机械工人，慢性腰部劳损多发于经常弯腰及负重操作的工人等。

## 二、病机

《正体类要·序》曰："肢体损于外，则气血伤于内，营卫有所不贯，脏腑由之不和。"指出人体局部与整体之间的关系是相互作用和相互影响的。人体是由脏腑、气血、精津、经络、皮肉筋骨等共同组成的一个有机整体。其生理活动与病理改变主要是脏腑功能的反映，脏腑功能活动的物质基础是气、血和精津，并通过经络联系全身的皮肉、筋骨，它们之间有着不可分割的联系。

### （一）脏腑

脏腑是化生气血、通调经络、濡养皮肉筋骨、主持人体生命活动的主要器官。若脏腑不和，则经络阻塞、气血凝滞、皮血筋骨失却濡养而致肢体病患。

《灵枢·邪气脏腑病形》曰："有所堕坠，恶血留内；若有所大怒，气上而不下，积于胁下则伤肝。有所击仆，若醉入房，汗出当风则伤脾。有所用力举重，若入房过度，汗出浴水则伤肾。"提出损伤瘀血可引起病候。

### （二）经络

经络是运行气血，联络脏腑，沟通表里上下，调节各部功能的通路。若经络阻滞，则气血失调、濡养不利、肢体受损，使脏腑不和引起病变。《杂病源流犀烛》曰："损伤之患，必由外侵内，而经络脏腑并与俱伤。"经络的病候主要有两方面：一是脏腑伤病，累及经络；二是经络运行阻滞，影响组织器官的功能。《难经·二十八难》曰："督脉者，起于下极之俞，并于脊里，上至风府，入属脑。"故脊椎骨折脱位合并督脉损伤，可出现肢体麻木不仁、二便功能障碍。

### （三）皮肉

《灵枢·经脉》曰："肉为墙。"皮肉为人之外壁，故伤病的发生，破其皮肉，有如墙壁凿穴，门户洞开。《灵枢·邪客》曰："营气者……注之于脉，化以为血，以荣四末""卫气者……先行于四末、分肉、皮肤之间而不休也"。皮肉组织被邪毒侵袭，营卫运行受阻，气血凝滞，遂可成痈。

## （四）筋骨

筋联络骨骼，维持肢节活动；骨支持身体，保护内脏。损骨能伤筋，伤筋亦能损骨，伤筋损骨还可累及气血与肝肾精气。

《素问·上古天真论》曰："肝气衰，筋不能动。"《灵枢·经脉》曰："脉弗荣则筋急。"肝血不足，筋的功能就会发生异常。《素问·痿论》曰："肾气热，则腰脊不举，骨枯而髓减，发为骨痿。"肾虚导致髓海不足，则肢体骨骨骼萎弱，甚而废用。肝肾气衰，筋骨衰弱，筋骨损伤后修复迟缓；如肝肾得到调养，就能促进筋骨修复。

## （五）气血

《素问·阴阳应象大论》曰："气伤痛，形伤肿。"阐明肿与痛是气血的病理反应。《医宗金鉴·正骨心法要旨》曰："跌打损伤之证，专从血论。"《洞天奥旨》曰："气血旺而外邪不能感，气血衰而内正不能拒。"气血的盛衰与损伤的发生、发展有密切关系，主要有气滞、气虚、气逆、气闭、气脱、血瘀、血虚、血脱、血热等不同的表现形式。气血相辅相成，气为血帅，血为气母，互相依附。若气结则血凝，气虚则血脱，气迫则血走；反之，血凝则气滞，血耗则气虚，血脱则气亡。

## （六）精津

精是构成人体和维持生命活动的基本物质，即肾的先天之精与后天水谷之精。津液是人体内一切水液的总称，也是机体不可缺少的营养物质。肾藏精、主水，津液的生成、分布、调节、转化，与肾都有密切关系。津液通过经络、联系脏腑，与气、血、精同出一源，并和皮肉、筋骨、脑髓也关系密切。

《灵枢·决气》曰："腠理发泄，汗出溱溱，是谓津……淖泽注于骨，骨属屈伸，泄泽，补益脑髓，皮肤润泽，是谓液。"津是渗透、润泽于皮肉、筋骨之间，有温养充润的作用；液是流注、浸润于关节、脑髓之间，有濡养空窍的功能。《医学心悟·论汗法》曰："诸亡血家不可汗。"汗为阴液，心之所主，津液所化；津血同源。津液亏耗可致气血虚衰；气血虚衰可引起津液不足。故大汗伤阴，津液亏耗而气血不足。

# 第三节　骨病的分类

骨病主要是指人体骨骼、关节、筋肉等运动系统的疾病。骨病的范畴较广，除了骨关节先天性畸形、化脓性感染、骨与关节结核、骨肿瘤等各种骨与关节的疾病外，还包括筋的各种疾病。

骨病常根据病因进行分类。

## 一、骨关节先天性畸形

**1. 骨关节发育障碍**　如成骨不全、软骨发育不全等。

**2. 脊柱与四肢先天性畸形**　上肢畸形，如先天性并指、多指等；下肢畸形，如先天性髋关节脱位、先天性马蹄内翻足等；脊柱畸形，如脊椎裂等。

## 二、骨关节感染性疾病

**1. 骨痈疽** 指化脓性细菌侵入骨、关节而引起的化脓性感染疾病。骨组织化脓性感染为骨髓炎，关节化脓性感染为化脓性关节炎。中医分别称为"骨痈疽"、"关节流注"。骨髓炎急性期称为"附骨痈"，慢性期称为"附骨疽"。

**2. 骨痨** 指结核杆菌侵入骨或关节而引起的化脓性并以破坏为主的疾病，又称为"骨与关节结核"，中医称为"骨痨"。因病变部位形成脓肿可流窜他处，溃后难敛，故又称流痰。骨痨按其发病部位不同，尚有其他称谓。如生在脊背者称龟背痰；生在膝部者称鹤膝痰。

## 三、风湿类疾病

风湿类疾病如类风湿关节炎、强直性脊柱炎、风湿性关节炎等，与机体免疫系统缺陷相关。属于中医"痹证"范畴。因风、寒、湿、热等外邪乘虚侵袭人体，使经络闭阻、气血运行不畅，引起筋骨关节疼痛、肿胀、麻木、重着等病证。有行痹、痛痹、着痹、热痹等类型。

## 四、退行性疾病

退行性关节疾病又称为骨性关节炎，属于中医"骨痹"范畴，多发生于膝、脊柱及手部关节。还包括由于慢性劳损引起的跟痛症、肌腱炎、腱鞘炎等。

## 五、骨坏死性疾病

骨坏死性疾病中医称"骨蚀"。多发生于髋、踝、腕等处。临床常见股骨头坏死、腕舟骨坏死及距骨坏死。

## 六、代谢性骨病

代谢性骨病指各种原因引起的骨内矿物质或骨基质代谢障碍，以及由此造成的骨组织生物化学和形态变化而出现的症状和体征。临床常出现骨质疏松、骨的生长障碍、骨的发育畸形，或骨的坏死等，如佝偻病、骨软化症、骨质疏松症等疾病。可归属于中医"痿证"范畴。

## 七、骨肿瘤

骨肿瘤按组织形态分为原发性肿瘤、继发性肿瘤等。以其细胞来源分为骨源性、软骨源性、骨髓源性等。按其病理特点分为良性、恶性肿瘤和肿瘤样病变三类。良性骨肿瘤，如骨瘤、骨软骨瘤等。恶性骨肿瘤，如骨肉瘤、软骨肉瘤等。肿瘤样病变，如骨囊肿等。

## 八、地方性骨病

与地域的水源、气候、饮食等因素有关的疾病称地方性骨病，如大骨节病、氟骨病等。

## 九、职业病性骨病

因从事接触有害物质的工种引起的相关骨病，称职业性骨病。如放射病等。

此外，还有一类除骨折、脱位、伤筋、内伤之外的"骨伤病"，如破伤风、烫火伤、虫兽伤等，现多由中医外科兼治。

破伤风又名伤痉、金疮痉。因皮肉破损，风毒之邪乘虚侵入，外风引动内风，肝风内动，风火相煽而发痉。烫火伤古称燎，又名火疮等，是由接触沸水（油）、蒸汽、烈火等物理或化学因素的高热而引起的损伤。化学性烧伤、放射性烧伤、电击伤等亦属此范围。虫兽伤是指因虎、豹、狼、犬、蛇、蜂、蝎及各种毒虫咬伤或螫伤，轻者红肿刺痛，或溃烂出血，重者则毒邪入络，上攻心脑而致死亡。

# 第四节　骨病的病因病机

## 一、病因

引起骨病的病因有很多种。晋代陶弘景《补阙肘后百一方·三因论》将病因归纳成三类："一为内疾，二为外发，三为它犯。"宋代陈无择在《三因极一病证方论·三因论》提出"三因学说"，认为六淫邪毒侵袭为外因，情志诱发为内因，劳损饮食、损伤为不内外因。目前临床上常将不内外因归入外因范畴。

### （一）外因

外因，指外邪侵袭人体，引起筋骨为病的因素。

**1. 外感六淫**　《诸病源候论·腰背病诸候·风湿腰痛候》曰："劳伤肾气，经络既虚，或因卧湿当风，而风湿乘虚搏于肾，肾经与血气相击而腰痛。"认为外感六淫是痹证的发病原因。

**2. 邪毒感染**　《医宗金鉴·痈疽总论歌》曰："痈疽原是火毒生。"感受不同的邪毒，可引起不同的疾病，如附骨痈、附骨疽、关节流注、骨痨等。

**3. 慢性劳损**　五劳伤害可引起气、血、筋、骨、肉损伤，而导致骨骺炎、骨坏死等。《素问·宣明五气》曰："久视伤血，久卧伤气，久坐伤肉，久立伤骨，久行伤筋。"人体长期承受外力负荷的慢性劳损，是引起骨关节退行性疾病及某些职业病的重要原因之一。

**4. 地域环境**　《素问·异法方宜论》曰："故东方之域，天地之所始生也。鱼盐之地，海滨傍水，其民食鱼而嗜咸，皆安其处，美其食。鱼者使人热中，盐者胜血，故其民皆黑色疏理。其病皆为痈疡，其治宜砭石""中央者，其地平以湿，天地所以生万物也众，其民食杂而不劳，故其病多痿厥寒热，其治宜导引按跷"。认为不同的地理环境、气候条件、饮食习惯，能引发不同的骨病，好发疾病亦各异。

**5. 毒物与放射线**　因职业关系经常接触有毒物质，如无机毒物（如铅、锌、磷、铬等）、有机毒物（如苯、氯乙烯等），以及放射线，这些均可造成骨关节等机体组织损害而发病。

## （二）内因

**1. 先天性发育缺陷**　属于先天畸形的，如先天性马蹄内翻足、先天性髋关节脱位，出生时即已存在；也有的是发育生长过程中逐渐表现出来，如脊柱侧弯症、脆骨病、多发性外生骨疣。

**2. 遗传因素**　不少先天性畸形与遗传基因有关，患者往往有明显的家族史。如先天性髋关节脱位、多发性骨软骨瘤等。

**3. 年龄**　年龄不同，易患筋骨关节疾病的种类及发病率亦有所不同。如肩关节周围炎、骨关节退行性疾病及骨质疏松症等好发于中老年人；骨软骨病好发于青少年；感染性骨关节病、小儿麻痹等好发于婴幼儿。

**4. 体质**　体质的强弱与损伤的发生有密切的关系。年轻力壮、正气旺盛、肾气充实、筋骨强壮者不易发生损伤；年老体衰、气血虚弱、肝肾亏损、筋骨痿弱者轻微外力即可导致骨折或脱位。如下颌关节脱位多见于老年人。

**5. 营养因素**　机体营养障碍可引起佝偻病、骨软化症、骨质疏松等全身性骨关节病；外伤导致局部血液供应障碍，可发生股骨头、腕舟骨、月骨坏死等局部病变。

**6. 脏腑功能失调**　肌肉筋骨与脾、肝、肾的关系密切，若脏腑功能失调，则肌肉筋骨失去濡养，可导致肌肉、筋骨、关节发病。例如，郁怒伤肝、肝气郁结、郁久化火；忧思伤脾，脾失运化，痰湿内生，以致气郁、火郁、痰湿阻于经络，气血凝滞而发生流注、流痰等证。饮食不节恣食膏粱厚味，使脾胃机能失调，湿热火毒内生，而发生附骨痈、附骨疽等。

## 二、病机

人体是一个统一的整体，皮肉筋骨、气血津液、脏腑经络互相联系、相互依存。脏腑健壮、经络通畅、津液代谢正常，则气血旺盛、皮肉筋骨强健。脏腑亏损、筋络不畅、津液代谢紊乱，则气血不调、阴阳失调、皮肉失荣、筋骨痿弱。在骨病的发病过程中，正邪抗争，阴阳失衡，气血、经络、脏腑功能随之失调。

## （一）皮肉筋骨病机

骨关节疾病多累及皮肉、筋骨，使机体功能紊乱。

**1. 腠理不固**　腠理司毛孔之开阖，为卫气所充养，《灵枢·本脏》曰："卫气和则分肉解利，皮肤调柔，腠理致密矣。"风、寒、暑、湿、燥、火等外邪在卫气虚，腠理不密时容易入侵人体，从而导致营气阻滞，皮肉失荣，筋脉拘急，临床常见肩周炎、落枕等。

**2. 皮肉破损**　皮肉破损，络脉已伤，血溢脉外，内留成瘀，复加毒邪侵入，轻者仅见局部红、肿、热、痛，重则可传里入脏，酿成重症。开放性损伤及其并发症，如破伤风等均属此范畴。

**3. 筋失其荣**　筋受气血之濡养，才能维持其正常的生理功能。气血两虚，筋失充养，轻则筋急强硬，牵张不利，重则拘挛短缩，屈伸不利。常见于小儿麻痹后遗症、脑瘫后遗症等。

**4. 骨质痿软**  中年以后，肾气亏损，阴阳失衡，可致骨痿而发病。如骨质疏松症等。

### （二）先天遗传病机

《虚劳心传·虚证类》曰："有童子亦患此者，则由于先天禀受不足，而禀于母气者尤多。"父母体弱，精血不旺；或妊娠期失于调养，胎儿摄入不足，营养障碍；或母体内分泌代谢失调；或有遗传因素等，均可导致胚胎发育异常，产生畸形。

### （三）外邪病机

六淫、邪毒等均属外邪，是痹、痿、痛、疽、瘰、瘤的主要致病因素。

**1. 风邪善行而数变**  风邪是一种变化多端的外邪，可以引起很多疾病。《灵枢·九针论》曰："八风伤人，内舍于骨解腰脊节腠理之间，为深痹也。"《杂病源候犀烛·诸痹源流》曰："风胜者为行痹，游行上下，随其虚处，风邪与正气相搏，聚于关节，筋弛脉缓，痛无定处。"指出了风邪善于走窜、痛无定处的致病特点。

**2. 寒邪收引疼痛**  《素问·举痛论》曰："寒气入经而稽迟，泣而不行，客于脉外则血少，客于脉中则气不通，故卒然而痛。"认为因寒邪使气血失于鼓动而气凝血瘀，是发生疼痛的主要原因。《素问·至真要大论》曰："寒复内余，则腰尻痛，屈伸不利，股经足膝中痛。"指出骨关节病疼痛拘紧与寒邪关系密切。

**3. 湿邪肿满不仁**  明代李中梓《医宗必读·痹》曰："肌痹，即着痹、湿痹也。留而不移，汗多，四肢缓弱，皮肤不仁，精神昏塞，今名麻木。"说明人感受湿邪可损害皮肉筋脉，引起肌痹、肉痿等证。

**4. 火毒伤阴动血**  《素问·痿论》曰："肺热叶焦，则皮毛虚弱急薄，着则生痿躄也。"指出火热毒邪可在不同程度上伤阴动血，导致筋脉骨肉失养而发生痹痿。《灵枢·痈疽》曰："热盛则肉腐，肉腐则为脓。"阐述了痈疽成脓的机理。《素问·通评虚实论》曰："邪气盛则实，精气夺则虚。"认为正邪双方在斗争中是互为消长的，邪气盛而正气虚，病情加重；正气盛而邪气衰，则邪气由里出表，病情好转。

### （四）气血病机

汉代张仲景曰："人之有生，全赖于气。"血由中焦受气取汁，变而化赤所形成。人体的正常活动全赖于血，血为气之母，气为血之帅。

**1. 气滞**  气运行于全身，由清气上升浊气下降而维持其平衡。负重劳作或闪挫不当往往造成气机阻滞、流通不畅，气滞聚积于何处，何处即现疼痛，气无形，故痛无定处，流窜不定。

**2. 气闭**  指气机壅塞不通，常由猝然而至的严重损伤导致气机闭阻，气闭逆乱则机窍不通，神明失司，昏愦不省。

**3. 气虚**  气虚是指元气虚损，全身或某些脏腑功能减退的病理状态。

**4. 血瘀**  血瘀是血液停积在局部，或者血液的循行迟缓和不流畅状态。挫伤躯体皮肉筋骨或脏腑，每致络脉破损，血离经隧，停滞为瘀。血瘀既成，经隧不通，不通则痛，疼痛是血瘀的主要临床表现。

**5. 血热**    血热是指血分有热，因血瘀化热或邪热入血，或情志郁结化热所致。若出现咯血、吐血、衄血、尿血，此为血热内盛、迫血妄行。邪热入血可以深入肉理或内侵入骨，发为肉腐骨蚀。

**6. 血虚**    血虚是指血液生成不足，或耗血太过。血虚常伴有全身虚弱的表现，如面色萎黄无华，头晕目眩昏花，心悸怔忡失眠，唇淡爪甲苍白等。

### （五）脏腑病机

人体遭受损伤，脏腑功能失调，则皮肉筋骨失却濡养，从而影响骨关节正常生理功能，进而产生骨病。

**1. 肾主骨、生髓、藏精**    《素问·痿论》曰："肾者，水脏也，今水不胜火，则骨枯而髓虚，故足不任身，发为骨痿。"认为肾虚者，骨髓空虚，可致骨痿等证。《诸病源候论·腰背病诸候·腰痛不得俯仰候》曰："肾主腰脚……劳损于肾，动伤经络，又为风冷所侵，血气击搏，故腰痛也。"所以肾虚易致腰部劳损，而出现腰背疼痛、不能俯仰等证候。《仙传外科集验方》曰："所为骨疽，皆起于肾毒，亦以其根于此也……肾实则骨有生气，疽不附骨矣。"指出骨病的发生与肾的关系极为密切。

**2. 肝主筋、藏血**    《素问·上古天真论》曰："七八肝气衰，筋不能动。"指出人若肝气不足，则出现筋的活动受限、关节屈伸不利现象。若肝血不足，血不荣筋，筋失滋养，则出现筋挛、瘛疭、肢体麻木、屈伸不灵等证。李东垣《医学发明》曰："血者，皆肝之所主，恶血必归于肝，不问何经之伤，皆留于胁下，盖肝主血故也。"指出创伤、劳伤等瘀血为主的筋骨疾病均与肝有关，且影响肝的功能。

**3. 脾主肌肉、四肢**    《素问·痿论》曰："脾主身之肌肉。"《灵枢·本神》曰："脾气虚则四肢不用。"脾失健运，则化源不足，肌肉瘦削，四肢疲惫，活动无力。脾胃为后天之本，后天虚损可致肾精不足，筋肉骨骼均失濡养，从而导致筋骨疾病发生且迁延难愈。

### （六）经络病机

经络有传送气血、濡养各组织器官的作用。《灵枢·经别》曰："夫十二经脉者，人之所以生，病之所以成，人之所以治，病之所以起。"也就是说人体的生命活动、疾病发生和治疗效果都是通过经络来实现的。筋骨疾病一旦累及经络，则影响它循行的器官的功能，出现相应部位的症状。如脊髓或周围神经损害，可引起肢体瘫痪等。

# 第四章　辨证诊断

　　骨伤科的辨证诊断就是在中医学基本理论指导下，通过望、闻、问、切四诊，在收集临床资料的基础上，结合影像学和实验室等辅助检查，根据损伤的病因、部位、程度、病性进行分类，联系脏腑、气血、经络、皮肉筋骨等理论，探求其内在规律，加以综合分析而得出诊断结论的过程。

## 第一节　损伤的症状

　　损伤症状，是指人体受到外界各种创伤因素的作用，导致皮肉、筋骨、脏腑等组织结构被破坏，引起局部和全身反应，出现的一系列临床症状。这些症状对诊断疾病，了解疾病的发生、发展及预后等有重要的意义。

### 一、全身症状

　　损伤不仅可以造成局部组织的损害和机能障碍，还可以引起全身性反应。整个反应过程与损伤程度和损伤部位有密切关系。轻微损伤一般无全身症状，较重损伤由于血瘀气滞，经脉不通，脏腑运行不畅，可致神疲纳呆、夜寐不安、便秘，或有瘀斑，脉浮弦等全身症状。"肝主筋，肝藏血"，肝血不足、血不养筋，则出现手足拘挛、肢体麻木、屈伸不利。"肾主骨生髓"，肾虚易出现腰酸背痛。"心主身之血脉"，机体损伤后出血太多，可出现心悸、胸闷、眩晕等症，妇女可见闭经或经色紫暗有块。若瘀血停聚，积瘀化热，常有口渴、口苦、心烦、便秘、尿赤、烦躁不安等表现，脉浮数或弦紧，舌质红，苔黄厚腻。严重损伤者，可出现面色苍白，肢体厥冷，出冷汗，口渴，尿量减少，血压下降，脉搏微细或消失，烦躁或神情淡漠等症状。骨伤致大量失血，可出现亡阴、亡阳的危重证候，症见烦躁不安，心烦口渴，大汗淋漓，肌肤、手足逆冷，神疲，脉微欲绝等危重证候。

### 二、局部症状

#### （一）一般症状

　　**1. 疼痛**　伤后患处经脉受损，气机凝滞，经络阻塞，不通则痛，出现不同程度的疼痛。其疼痛可呈隐痛、酸痛、剧痛、烧灼样疼痛、麻木样疼痛。

**2. 肿胀瘀斑** "血有形，病故肿"，伤后瘀血瘀滞于皮肤腠理，血行之道不得通畅，"离经之血"较多，透过撕裂的肌膜和深筋膜溢于皮下，一时不能消散，即成瘀斑。伤血者肿痛部位固定，瘀血经久不愈，变为宿伤，严重肿胀时还可以出现张力性水泡。

**3. 功能障碍** 由于损伤后气血阻滞引起剧烈疼痛、肌肉反射性痉挛，或组织器官损害，引起肢体或躯干发生不同程度的功能障碍。伤在手臂则活动受限，伤在下肢则步履无力，伤在腰背则俯仰受限，伤在关节则屈伸不利，伤在颅脑则神志障碍，伤在胸胁则心悸气急，伤在肚腹则纳呆胀满。

## （二）特殊症状

**1. 畸形** 发生骨折或者脱位时，由于暴力作用及肌肉韧带的牵拉，常使骨端移位、肢体形状改变而产生特殊畸形。畸形是骨伤科学临床中最为常见的筋骨损伤特征之一，对于疾病的诊断具有指导作用。例如：前臂缺血性挛缩可见"爪形手"畸形。桡骨远端骨折时，若远端骨折块向背侧移位，桡骨干嵌入断端，会出现"餐叉"样畸形。肩关节脱位时肩部失去圆钝平滑轮廓，形成"方肩"畸形。伸直型肱骨髁上骨折肘部常呈半屈曲位，移位明显时，呈"靴状畸形"。

**2. 骨擦音和骨擦感** 是骨折后断端相互碰触或摩擦而产生。一般在检查骨折部位时可偶尔触摸感觉到，是诊断骨折的特有体征。

**3. 异常活动** 在肢体没有关节的地方出现了类似关节的活动，或关节原来不能活动的方向出现了活动。例如：肢体长骨干骨折后在骨折的部位可出现类似关节的活动。

**4. 关节盂空虚** 构成球窝关节的骨关节面发生移位，导致在体表可触及空虚的关节盂，这是脱位的特征之一。例如：肩关节脱位时，肩峰下关节盂空虚。

**5. 弹性固定** 脱位后，关节周围肌肉痉挛收缩，可使脱位后骨端关节面保持在特殊位置上，该关节进行被动轻微活动时，有弹性阻力，被动活动力量去除后，脱位端又恢复原来的特殊位置。这种情况，称为弹性固定。例如：肩关节前脱位时，肩关节多弹性固定于外旋外展位。

**6. 交锁征** 膝关节半月板损伤的部分病人可出现"交锁"现象：膝关节在某一体位可能出现既不能主动伸直，又不能主动屈曲，交锁的同时关节有疼痛，这种现象称为膝关节"交锁"，是膝关节半月板损伤的标志之一。

# 第二节 骨病的症状

## 一、全身症状

骨痨初期多无明显症状，随着病情的发展，可出现全身不适、倦怠乏力、食欲减退、体重减轻，继而出现午后低热、骨蒸潮热、夜间盗汗、心烦失眠、咽干口燥、形体日渐消瘦、两颧发赤，舌红少苔或无苔，脉沉细数等阴虚火旺的症状。骨关节痹症早期全身表现可有低热、倦怠、肌肉酸痛、消瘦、贫血等，发作时常伴有发热、多汗、头痛、心悸等症；骨痈疽发病时可出现恶寒发热，继而壮热寒战，热毒炽盛酿脓时可出现发热，持续数日不退，或伴有寒战、出汗、烦躁不安、口渴、脉数，舌红，苔黄腻等全身症状；痿证多表现为面色无华、食欲不振、肢体萎软无力、大便溏泄、舌苔薄白或少苔，脉细等症状；恶性骨肿瘤晚期可出现发热、精神萎靡、食欲不振、乏力、消瘦、贫血等恶病质症状。

## 二、局部症状

### （一）一般症状

**1. 疼痛**　疼痛是骨伤科疾病常伴有的临床症状，不同类型的疾病或患病的不同时期，临床表现各异：骨痈疽初期即有局部疼痛，呈进行性加剧，发展迅速，酿脓时疼痛彻骨，痛如锥刺，或阵发性跳痛，脓溃后疼痛逐渐减轻。痹证表现为游走性关节疼痛，痛无定处，关节屈伸不利。脊柱退行性疾病可出现颈肩或腰腿放射性疼痛，也可持续性隐痛，活动时加重，休息后好转，与气候变化有关，也可有休息痛。骨痨初起时患部仅酸痛隐隐，有叩击痛，活动时疼痛加剧，渐进性加剧，病变入侵关节时，疼痛日渐加重，尤其夜间或活动时较明显。

**2. 肿胀**　局部气血运行不畅，经脉阻塞常可出现肿胀。如：骨痈疽病变处多数呈环形漫肿，表面灼热。骨痨者病变关节呈梭形肿胀，不红不热。各种痹证，如风湿性关节炎及类风湿性关节炎局部呈红、肿、热、痛的炎症表现，常为对称性，风湿性关节炎呈游走性，关节呈梭形肿胀。

**3. 功能障碍**　患骨关节病后，疼痛和肿胀常引起肢体功能障碍，出现关节活动受限。

除此之外，某些骨病可出现关节摩擦音、肢体麻木、晨僵和胶着、肌萎缩、筋肉挛缩等表现。

### （二）特殊症状

**1. 畸形**　畸形是骨伤科疾病的特有体征。可由于先天发育异常引起，也可出现在疾病发展的某一阶段。特发性脊柱侧凸症，可出现脊柱侧凸畸形；手部可出现并指、多指、巨指畸形；足部可出现马蹄足、仰趾足、外翻足、扁平足、高弓足、足拇外翻、巨趾、多趾、并趾等畸形。斜颈患者出现颈部倾斜畸形。

**2. 肿块**　骨伤科疾病在发病过程中常伴有局部肿块。如关节内游离体，以膝关节发病率最高，其次为肘关节和髋关节，有时在关节表面触及可以移动的游离体。恶性骨肿瘤的肿块常出现在疼痛之后，生长迅速，边缘不清，浅表部位的肿块易发现。

除此之外，某些骨病临床可见疮口与窦道、肢体短缩、皮肤色素沉着等表现。

## 第三节 四诊方法

### 一、望诊

望诊，是对患者损伤局部及神色、形态等的全面观察。

#### （一）望全身

**1. 望神色** 《素问·移精变气论》曰："得神者昌，失神者亡。"临床上往往根据患者的精神和色泽来判断损伤之轻重缓急。

**2. 望形态** 望形态可了解损伤部位和病情轻重。形态发生改变多见于骨折、关节脱位及严重筋伤。如下肢骨折时，患者多不能直立行走；肩、肘关节脱位时，多用健侧手扶持患侧前臂。望形态还可通过望步态来了解疾病，如摇摆步态多见于臀中肌麻痹或者小儿先天性髋关节脱位。

**3. 望五官** 《灵枢·大惑论》曰："五脏六腑之精气，皆上注于目而为之精。"血灌瞳神，伴有眼部渗血，伤势严重者，观察鼻、耳有无出血，咽后部有无出血，判断有无颅底骨折发生。

**4. 望胸腹** 观察胸、腹式呼吸是否受限，胸部有无塌陷及反常呼吸，腹部有无血肿及包块。

#### （二）望局部

**1. 望畸形** 肢体畸形是骨伤疾病的常见体征之一。

**2. 望肿胀、瘀斑** 肿胀较重且肤色青紫者，为新伤；肿胀较轻而青紫带黄者，多为旧伤。瘀斑有时由于重力作用，瘀血会沿肌肉间隙下移而出现远离受伤部位的瘀紫。

**3. 望创口** 损伤后伴有创口时，需注意创口的大小、深浅，创口边缘是否整齐，是否被污染及有无异物，色泽鲜红还是紫暗，以及出血情况等。感染性创口应注意流脓是否通畅，脓液的颜色及稀稠等情况。

**4. 望肢体** 损伤后会出现不同程度的肢体活动受限，这对了解骨关节损伤有重要意义。为了准确判断损伤的情况，除嘱患者主动活动外，还要与摸法、量法、运动检查结合进行，并与健肢对比，观察其主动与被动活动情况。

除此之外，还需要注意望皮色、望肌肉萎缩等。

#### （三）望排出物

**1. 望二便** 观察二便的变化，可判断有无内脏的损伤，以及体内寒热的变化。

**2. 望分泌物** 通过望创口分泌物的颜色及浓稠稀薄的变化，可判断寒热虚实。

#### （四）望舌

舌诊是通过观察舌体、舌质、舌苔来进行临床辨证施治的重要诊断方法。

## 二、闻诊

闻诊是通过听声音和嗅气味来诊察疾病的方法。

### （一）全身闻诊

**1. 听声音**　正常人声音柔和而圆润，发音低弱、呼吸微弱为阴证、虚证、寒证。发音高亢、呼吸气粗为阳证、实证、热证。呻吟提示不适、疼痛。检查患儿时，若检查到某一部位小儿啼哭或哭声加剧，往往提示该处可能是损伤或病变的部位。

**2. 嗅气味**　创口分泌物恶臭，多为湿热或热毒；无臭味，多为气血两亏或虚寒。

### （二）局部闻诊

**1. 听骨擦音**　骨擦音是骨折的特有体征之一，是骨折断端互相碰触或摩擦发出的声音。听骨擦音，可以帮助判断是否存在骨折，而且还可进一步分析骨折属于何种性质。

**2. 听骨传导音**　通过骨传导音可以辨别某些不易发现的长骨骨折及骨折的愈合情况。检查时将听诊器置于伤肢近端的适当部位，如上肢放在胸骨柄，下肢放在耻骨联合部，用手指或叩诊锤轻轻叩击远端骨突起部，可听到骨传导音。检查时应与健侧对比，骨传导音减弱或消失说明骨的连续性遭到破坏。

**3. 听入臼声**　关节脱位在整复成功时，常能听到关节入臼声。《伤科补要》曰："凡上骱时，骱内必有响声活动，其骱已上；若无响声活动者，其骱未上也。"

除此以外，临床上还可闻及关节摩擦音、肌腱弹响声、关节弹响、捻发音等。

## 三、问诊

问诊是通过询问患者疾病发生、发展、变化的过程及诊治经过、自觉症状、既往病史、生活习惯等，用以诊察疾病的方法。

### （一）一般情况

患者的一般情况，包括姓名、性别、年龄、职业、婚姻、民族、籍贯、住址、就诊日期及病历陈述者（患者本人、家属或亲朋等），以此建立完整的病案记录，以利于查阅、联系和随访。

### （二）发病情况

**1. 主诉**　指促使病人就诊的最感痛苦的症状或体征及其持续时间。骨伤科患者的主诉有疼痛、肿胀、功能障碍、畸形及挛缩等。确切的主诉常可作为某系统疾病的诊断方向。

**2. 发病过程**　应详细询问患者的发病情况和变化的急缓，受伤部位，有无昏厥、呕吐等及受伤时间的长短，受伤的原因和体位，经过何种方法治疗，效果如何，目前症状怎样，是否减轻或加重等。

**3. 伤情**　询问损伤部位的各种症状，包括创口情况。

（1）疼痛：详细询问疼痛的部位、起始日期、性质、程度。应问清患者是剧痛、隐痛、酸痛、麻痛，还是烧灼样疼痛；疼痛是持续性还是间歇性；痛点固定不移或游走，有无放射痛；各种不同的动作（负重、咳嗽、喷嚏等）对疼痛有无影响；与气候变化有无关系；劳累、休息及昼夜对疼痛程度有无影响等。

（2）肿胀或肿物：应询问肿胀（或肿物）出现的时间、部位。应了解有无外伤史，是先有肿胀（或肿物）还是先有疼痛，以及肿胀（或肿物）出现的时间和增长速度等。

（3）功能障碍：应问明功能障碍发生的时间，有无外伤史。

（4）畸形：应问畸形发生的时间及演变过程。包括先天性畸形，或因外伤及骨病导致的肢体畸形。

（5）创口：应询问创口形成的时间、出血情况、污染情况、处理经过，以及是否使用过破伤风抗毒血清等。

## （三）全身情况

**1. 问寒热**　恶寒与发热是骨伤科临床上的常见症状。损伤初期发热多为血瘀化热，中后期发热可能为邪毒感染，或虚损发热。如骨关节结核可有午后潮热，恶性骨肿瘤晚期可有持续性发热。

**2. 问汗**　可了解脏腑气血津液的状况。自汗常见于损伤初期或手术后；盗汗常见于慢性骨关节疾病、阴疽等；严重损伤或严重感染，可出现四肢厥冷、汗出如珠；邪毒感染可出现大热、大汗。

**3. 问饮食**　通过询问饮水、进食、口味等情况，了解体内津液的盈亏和水谷精气的盛衰，识别脾胃及相关脏腑功能的病理变化。

**4. 问二便**　损伤后瘀血停滞，瘀久化热，常常出现便秘或大便燥结，小便黄赤。脊柱、骨盆、腹部损伤者常出现二便的异常，尤应注意询问二便的次数、量和颜色。

**5. 问睡眠**　伤后因疼痛常出现夜眠欠佳，久不能睡，或彻夜不寐。多见于严重创伤，心烦内热者。

## （四）其他情况

**1. 过去史**　问过去疾病可能与目前损伤有关的内容及较为严重的心、脑血管疾病史，传染病史。

**2. 个人史**　应询问患者有无药物、食物过敏史；询问患者从事的职业或工种，以及个人嗜好，有无吸烟、饮酒等。对妇女要询问月经、妊娠、哺乳史等。

**3. 家族史**　应询问家族内成员有无慢性传染病史及家族遗传性疾病。

## 四、切诊

医生用手对病人体表某些部位进行触、摸、按、压，从而获得病情资料的一种诊察方法。骨伤科的切诊包括脉诊和摸诊两个方面，脉诊可掌握机体内部气血、虚实、寒热等变化；摸诊主要判断损伤的部位、轻重、深浅及性质等。

（一）脉诊

指医生通过脉诊了解病情、判断病证的诊察方法。

（二）摸诊

通过医生对损伤局部进行认真触摸，以了解损伤的部位、程度、深浅、性质等，判断有无骨折、脱位，以及骨折、脱位移位方式的方法。

**1. 常用手法**

（1）触摸法：以拇指或拇、食、中三指置于伤处，稍加按压之力，细细触摸。范围先由远端开始，逐渐移向伤处，用力大小视部位而定。通过触摸可了解损伤和病变的确切部位，病损处有无畸形、摩擦感，皮肤温度、软硬度有无改变，有无波动征等。触摸法往往在检查时最先使用，然后在此基础上再根据情况选用其他方法。

（2）挤压法：用手挤压患处上下、左右、前后，根据力的传导作用来诊断骨骼是否折断。如检查肋骨骨折时，常用手掌挤按胸骨及相应的脊骨，进行前后挤压；检查骨盆骨折时，常用两手挤压两侧髂骨翼；检查四肢骨折，常用手指挤捏骨干。此法有助于鉴别是骨折还是挫伤。

（3）叩击法：以掌根或拳头对肢体远端纵向叩击所产生的冲击力，来检查有无骨折的一种方法。检查股骨、胫腓骨骨折，有时采用叩击足跟的方法。检查脊椎损伤时可采用叩击头顶的方法。检查四肢骨折是否愈合，亦常采用纵向叩击法。

（4）旋转法：用手握住伤肢下端，做轻轻地旋转动作，以观察伤处有无疼痛、活动障碍及特殊的响声。

（5）屈伸法：用手握住伤处邻近的关节做缓慢的屈伸活动。将患者主动的屈伸与旋转活动与被动活动进行对比，以此作为检测关节活动功能的依据。

（6）摇晃法：用一只手握于伤处，另一手握伤肢远端，做轻轻地摇摆晃动，根据患部疼痛的性质、异常活动、摩擦音的有无，结合问诊与望诊，判断是否有骨与关节损伤。

**2. 主要用途及作用**

（1）摸压痛：根据压痛的范围、程度、部位来鉴别损伤的性质种类。直接压痛可能是局部有骨折或伤筋，间接压痛（如纵轴叩击痛）常提示骨折的存在。

（2）摸畸形：触摸体表骨突变化，以了解骨折或脱位的位置、性质、移位方向，以及呈现成角、重叠、旋转畸形等情况。

（3）摸肤温：根据局部皮肤冷热的程度，辨别是热证或是寒证，以及患肢血运情况。

（4）摸异常活动：肢体没有关节的地方出现了类似关节的活动，或关节原来不能活动的方向出现了活动即为异常活动。多见于骨折和韧带断裂。

（5）摸弹性：脱位的关节常保持在特殊的畸形位置，在摸诊时有弹力感。这是关节脱位的特征之一。

（6）摸关节囊空虚感：位于关节盂的骨端脱出，触摸关节盂会有空虚感。

（7）摸关节摩擦感：关节活动时，将手放在关节上，可感到摩擦感。

（8）摸肿块：触摸肿块的位置、大小、形状、硬度，以及边界是否清楚，推之是否可以移动，表面是否光滑。

## 第四节　辨证方法

骨伤科的辨证方法主要包括八纲、气血、脏腑、经络、卫气营血及皮肉筋骨辨证，其中八纲辨证是总纲，气血辨证是关键，皮肉筋骨辨证是骨伤专科辨证。

### 一、八纲辨证

八纲，就是表、里、寒、热、虚、实、阴、阳八个辨证纲领。其中表里显示疾病的病位及病势趋向，寒热表明疾病的性质，虚实反映疾病的邪正关系，而阴阳从总体上反映疾病的类别。

#### （一）表里

表里是指人体部位的内外深浅。凡躯体皮毛、肌肉皆属于表，体内五脏六腑、筋骨均属于里。

**1. 表证**　外损皮毛、肌肉属于表证；损伤后兼挟外感，出现发热、恶寒、头痛、鼻塞、流涕等也属表证。

**2. 里证**　损伤致骨断筋伤，内伤七情，气血不畅，脏腑受损均属于里证。

一般来说，里证病邪重而病位深。从表证转为里证，说明病邪内传，病情加重；病势发展由里证转为表证，说明病邪由里出表，病势好转。

#### （二）寒热

寒热是阴阳偏盛偏衰的具体表现，阳盛则热，阴盛则寒。

**1. 寒证**　多表现为口不渴或喜热饮、手足厥冷、面色苍白、大便溏薄、小便清长、舌白苔薄、脉象沉迟等。多见于骨伤科老年疾病、慢性劳损、骨结核、骨关节痹证等。

**2. 热证**　多表现为口渴多饮、发热、烦躁、面红、尿赤、便秘、舌红苔黄、脉象滑数。多见于损伤后感染，积瘀化热等。

寒证与热证在疾病的发生、发展中可以相互转换，也可出现真寒假热或者真热假寒等与病情相反的假象。

#### （三）虚实

虚实反映疾病过程中人体正邪的盛衰。《素问·通评虚实论》曰："邪气盛则实，精气夺则虚。"

**1. 虚证**　多表现为形体羸弱、气血枯衰、经久不愈而致自汗或者盗汗、眩晕昏沉、脉象细弱等。多见于损伤后期或慢性损伤，久病伤及气血。

**2. 实证**　多表现为壮热、烦渴、口渴、腹胀、便秘、脉实有力等。多见于损伤初期或急性损伤。

## （四）阴阳

《素问·阴阳应象大论》曰："阴阳者，天地之道也，万物之纲纪，变化之父母，生杀之本始，神明之府也，治病必求于本""善诊者，察色按脉，先别阴阳"。辨阴阳为八纲辨证之首要。

**1. 阴证** 多见于起病慢、病程长、病位深者。表现为创口局部不红不热，如有脓肿则溃后脓液清稀、淋漓不尽，难于生肌收口，如骨结核。

**2. 阳证** 多见于起病急、病程短、病位浅者。表现为创口局部红肿热痛，如有脓肿则溃后脓黄而稠。

## 二、气血辨证

损伤可引起人体内部气血的功能紊乱。气血辨证是骨伤科辨证诊治的关键。

## （一）伤气

因用力过度、跌仆闪挫或击撞胸部等因素导致人体气机运行失常而致病。

**1. 气滞** 伤后气机运行不畅。多表现为痛无定处，忽聚忽散，无明显的压痛点。可伴有咳嗽，气急，胸闷胀满等证。

**2. 气虚** 气虚是全身或某一脏腑、器官、组织出现功能不足和衰退的病理现象。多表现为伤痛绵绵不休、疲倦乏力、语声低微、气短、自汗、脉细软无力等。多见于严重损伤后期、慢性损伤、体质虚弱等病人。

**3. 气闭** 气闭是气机运行阻滞。主要表现为晕厥、不省人事、烦躁妄动、四肢抽搐，脉细数。常见于严重损伤或由气滞逐渐发展而成。

**4. 气脱** 严重损伤可造成本元不固而出现气脱，是气虚最严重的表现。气脱者多突然昏迷或醒后又昏迷，表现为呼吸浅促、面色苍白、四肢厥冷、二便失禁、脉微弱等证候。常发生于开放性损伤，失血过多、头部外伤等严重伤患。

**5. 气逆** 指气机运行失常，逆于肝胃。表现为嗳气、呃逆、呕吐、胀闷不思饮食等证候。

## （二）伤血

伤血为损伤致血行之道不得宣通，或血液不能循环流注。

**1. 血瘀** 损伤而致离经之血停积于皮下、肌腠之间或蓄积于脏腑、体腔之内，出现局部肿胀、疼痛。疼痛如针刺刀割，痛点固定不移。可表现为面色晦暗、唇舌青紫、脉细或涩等证候。

**2. 血虚** 血虚是体内血液不足所引起的病变。表现为局部损伤之处久延不愈，甚至血虚筋挛、皮肤干燥、头发枯焦，或关节缺少血液滋养而僵硬、活动不利，面色不华或萎黄、头晕、目眩、心悸、手足发麻、心烦失眠、爪甲色淡、唇舌淡白、脉细无力。多由于损伤后失血过多，或因瘀血不去，新血不生；或因筋骨严重损伤，累及肝肾，肝血肾精不充所致。

**3. 血脱** 血脱是损伤失血过多所致。表现为四肢厥冷、大汗淋漓、烦躁不安，甚至晕厥，脉细数无力等虚脱症状。

**4. 血热**　损伤后积瘀化热可引起血热。表现为发热、口渴、心烦，舌红绛，脉数等，严重者可出现高热昏迷。

### （三）气血两伤

**1. 气滞血瘀**　指气滞不行以致血运障碍，或瘀血凝聚导致气机运行不畅的病理变化。表现为损伤部位胀满疼痛，或刺痛拒按，舌质青紫或瘀斑。

**2. 气血两虚**　指气虚与血虚同时存在。表现为面色苍白、头晕心悸、气短乏力、自汗失眠、伤口久不愈合，舌淡，脉细弱。可见于严重损伤后、慢性化脓性骨髓炎等。

**3. 气不摄血**　指气虚不能统摄血液。表现为气虚兼有吐血、衄血、便血、尿血等。多见于严重损伤或脏腑功能衰竭。

**4. 气随血脱**　大出血而引起气随血之外脱。表现为面色苍白，四肢厥冷，汗出如珠，甚至昏厥，脉微细或芤等。多见于损伤大出血。

**5. 血随气逆**　指气的升降失常，导致血随气之上逆的病理变化。表现为吐血、咳血、昏厥等。多见于胸腹部内伤或脏腑气机功能紊乱。

## 三、皮肉筋骨辨证

皮肉筋骨辨证，是指根据四诊所收集到的局部资料综合分析，初步判断损伤的性质及程度的一种辨证方法，是骨伤科的特色辨证。皮肉为人之外壁，人之卫外者全赖卫气，肢体的运动有赖于筋骨，筋骨离不开气血的温煦濡养，气血化生、濡养充足，则筋骨劲强。

### （一）皮肉伤辨证

**1. 皮破肉损**　《灵枢·经脉》曰："肉为墙。"损伤则破其皮肉。损伤后，可出现皮破肉绽、出血，甚至昏厥等危证。

**2. 皮肉瘀阻**　损伤后瘀血内停、经脉阻滞，表现为肿胀、疼痛、青紫瘀斑、发热、局部肉腐化脓等证。

**3. 腠理不固**　损伤后六淫外邪乘虚而入，导致营气阻滞，营卫不和。表现为筋脉拘急、恶风、疼痛、关节屈伸不利等，常见于痹证、落枕、冻结肩等。

**4. 皮肉失荣**　损伤导致脏腑经络功能紊乱，肺气不固，脾虚不运，营卫运行阻滞，卫外阳气不能濡养皮肉。表现为肢体麻木不仁、肌萎无力、挛缩等，常见于痿证、损伤后期。

### （二）筋伤辨证

凡跌打损伤，筋每首当其冲，受伤机会最多，筋病多影响肢体的活动。

**1. 筋损**　表现为局部肿痛、青紫、关节屈伸不利，多见于急性损伤。

**2. 筋缩**　指筋伤后出现的筋缩短现象，多见于损伤后期筋粘连、挛缩。

**3. 筋结**　指筋伤后气血凝滞，出现局限性结块。

**4. 筋痿**　指筋伤后筋腱功能减弱，痿软无力。多见于损伤后期。

**5. 筋出槽**　指筋脱离正常解剖位置，局部可出现疼痛。多见于急性损伤。

## （三）骨伤辨证

在伤科疾患中所见的伤骨病证，包括骨折、脱位，多因间接暴力或直接暴力所引起。

**1. 骨折**　指骨的完整性或连续性遭到破坏。表现为局部肿胀、疼痛、功能障碍、畸形、骨擦音、异常活动。

**2. 关节脱位**　指构成关节的骨端关节面脱离正常位置，引起关节功能障碍。表现为局部肿胀、疼痛、功能障碍、畸形、弹性固定、关节盂空虚。

# 第五章 体格检查

体格检查是最重要、最基本的诊断手段，通过检查可以发现疾病的客观体征，以此初步确定有无骨关节病变。全面、细致甚至反复的体格检查，是减少、避免误诊和漏诊的重要保证。

骨伤专科检查应在了解病史及完成全身检查的基础上进行。检查前要熟悉被检查部位的解剖关系和生理功能，明确各项检查的目的和意义；检查部位要充分暴露，遵循健侧与患侧、正常与异常"对比"的原则。检查可以按照视、触、叩、动、量、特殊检查，以及神经血管检查的顺序进行，各种检查之间应互相参照。

## 第一节 测量与运动检查

### 一、测量

包括肢体长度、周径、力线和关节活动度的测量。

#### （一）肢体长度测量

测量时先将两侧肢体置于对称位置上并标记测量标志，然后测量两标志之间的距离。肢体挛缩不能伸直时应分段测量。临床常见的四肢长度测量方法如下（图 5 - 1）：

**1. 上肢长度** 肩峰至桡骨茎突尖或中指尖。

**2. 上臂长度** 肩峰至肱骨外上髁。

**3. 前臂长度** 肱骨外上髁至桡骨茎突，或尺骨鹰嘴至尺骨茎突。

**4. 下肢长度** 髂前上棘至内踝下缘或脐至内踝下缘。

**5. 大腿长度** 髂前上棘至膝关节内缘。

**6. 小腿长度** 膝关节内缘至内踝下缘或腓骨头

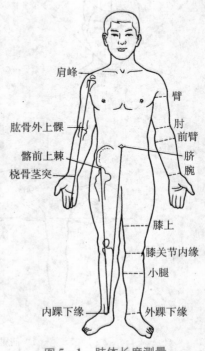

图 5 - 1 肢体长度测量

至外踝下缘。

## （二）肢体周径测量

肢体周径测量应取两侧肢体同一水平并左右对比，测量肿胀时选择肌肉最肿胀处，测量肌萎缩时选择肌腹部。

## （三）关节活动范围测量

人体各关节的运动范围、运动平面不尽相同，具体见图5-2、图5-3、图5-4、图5-5、图5-6、图5-7、图5-8、图5-9、图5-10、图5-11。测量关节活动范围时，应首先确定关节的顶角和形成该角的两边，即肢体的轴线，然后将量角器的轴心对准关节中心，两臂对准肢体轴线，记录量角器所示的角度并与对侧比较。临床常用的记录方法包括中立位0°法和邻肢夹角法，前者较为常用。

**1. 中立位0°法**　先设定每一关节的中立位为0°。如肘关节伸直为0°，完全屈曲时为140°。

**2. 邻肢夹角法**　以两个相邻肢体所构成的夹角计算。如肘关节伸直为180°，完全屈曲为40°，则肘关节的活动范围为180°－40°=140°。

对不易精确测量的部位，可用测量长度的方法记录各骨的相对移动范围。例如，腰椎前屈可测量下垂的中指尖与地面的距离。

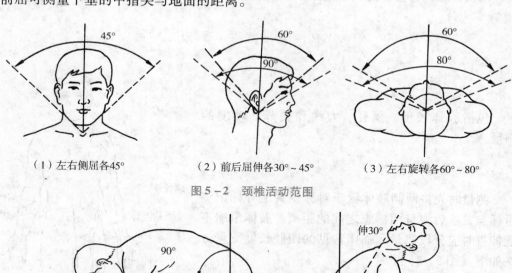

（1）左右侧屈各45°　　　（2）前后屈伸各30°~45°　　　（3）左右旋转各60°~80°

图5-2　颈椎活动范围

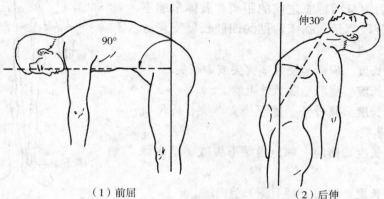

（1）前屈　　　　　　　　　（2）后伸

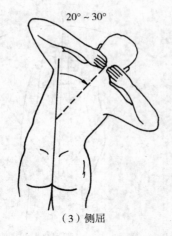
（3）侧屈

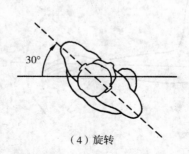
（4）旋转

图5-3 腰椎活动范围

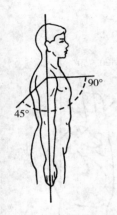
（1）前屈、后伸

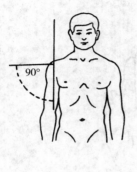
（2）外展

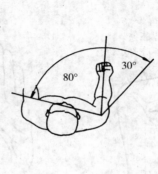
（3）旋转

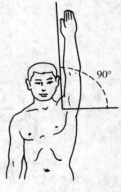
（4）上举

图5-4 肩关节活动范围

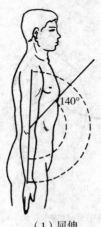
（1）屈伸

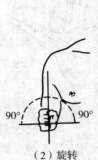
（2）旋转

图5-5 肘关节活动范围

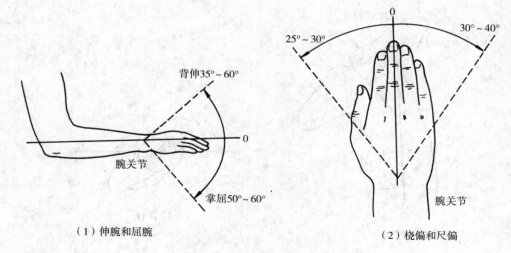

（1）伸腕和屈腕

（2）桡偏和尺偏

图 5 - 6   腕关节活动范围

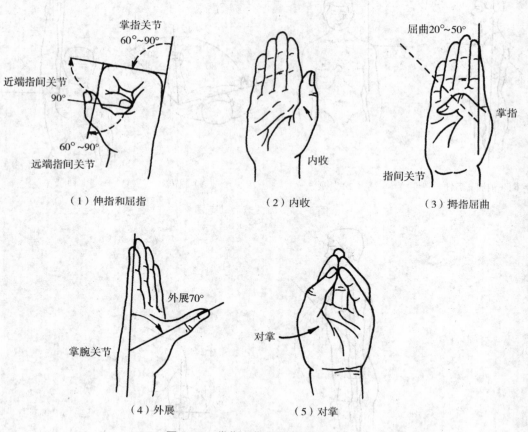

（1）伸指和屈指

（2）内收

（3）拇指屈曲

（4）外展

（5）对掌

图 5 - 7   掌指、指间关节活动范围

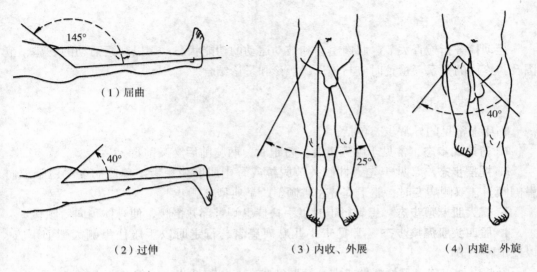

（1）屈曲

（2）过伸

（3）内收、外展

（4）内旋、外旋

图 5 - 8　髋关节活动范围

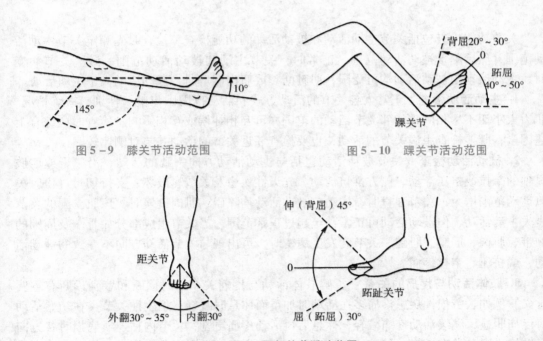

图 5 - 9　膝关节活动范围

图 5 - 10　踝关节活动范围

图 5 - 11　足部关节活动范围

## （四）肢体轴线测量

正常情况下，下肢伸直位，髂前上棘、髌骨内缘及第一二趾间三点连成一直线；上肢伸直位，肱骨头、肱骨小头、桡骨小头及尺骨小头四点成一直线，上臂与前臂轴线呈 10°～15°夹角（提携角）。

## 二、运动检查

运动检查指检查关节、肌肉主动和被动运动的功能状态，用以观察活动的姿势、范围及与疼痛的关系。检查时应与望诊、触诊和量诊结合。

### （一）步态检查

临床上常见的异常步态包括：

**1. 剪刀式步态**　常见于脑瘫患者。行走时，两腿前后交叉前行。

**2. 摇摆步态**　常见于先天性髋关节脱位或臀中肌麻痹患者。单侧病变时，躯干向患侧倾斜；双侧病变时，躯干交替左右倾斜，呈典型"鸭步"。

**3. 臀大肌麻痹步态**　患者行走时以手扶持患侧臀部并挺腰，使身体稍向后倾斜。

**4. 股四头肌瘫痪步态**　常见于小儿麻痹患者，行走时以手压住患侧大腿前下方，以稳定膝关节。

除此以外，还可见抗痛性步态、短肢性步态、强直性步态、偏瘫性步态等。

### （二）关节功能检查

关节功能检查包括关节主动活动和被动活动的功能检查。检查时先测定关节主动活动范围，然后测量被动活动范围。正常时，关节主动和被动活动范围一致。关节病变时，主动活动与被动活动均可受限，肌腱断裂或肌肉麻痹时，被动活动大于主动活动。

**1. 主动活动检查**　正常人各关节的活动方式和活动范围因年龄、性别、锻炼情况、肌力大小而不尽相同，相邻关节活动的范围亦可互相补偿或互相影响。检查时应综合上述因素，既要检查患病关节的活动，也要检查邻近关节的活动并与对侧比较。

**2. 被动活动检查**　关节被动活动包括与主动活动方向一致的活动、沿躯干或四肢纵轴的牵拉或挤压活动、侧方推挤活动。先天性疾患及关节囊破坏、支持韧带过松时关节运动范围增大；关节强直时，主动、被动活动均障碍；肌肉瘫痪时，该肌支配的关节丧失主动活动，但被动活动可正常甚至超过正常范围。当关节组成部分如骨端及周围的韧带、肌肉、筋膜、肌腱、关节囊发生病变时，可出现与关节活动方向不一致的被动活动，或挤压、牵拉疼痛。

**3. 肢体活动与疼痛的关系**　了解肢体活动与疼痛关系，对诊断和鉴别诊断有重要意义。例如，劳损性疾患疼痛多在活动时加重而休息时减轻；增生性关节炎在初始活动时疼痛明显，继续活动疼痛减轻，休息后再活动疼痛更剧；关节内粘连或病损时各方向活动均受限且伴有疼痛；仅某一方向或某一范围内活动受限且伴疼痛，多见于肌肉、韧带、筋膜等软组织损伤或粘连。活动受限伴有持续性疼痛多见于急性感染或恶性肿瘤等疾患。疼痛导致肌肉痉挛时，关节的主动和被动活动均可受限，痉挛解除后功能可改善。中枢神经性疾患和精神异常时，虽然肌肉也有痉挛，但活动时少有疼痛。

## 第二节 各部位检查

### 一、颈部检查

颈部疾患除引起局部症状外，还可引起肩胛部或上肢甚至下肢症状，因此，检查颈部时要包括上下肢的检查。

#### （一）望诊

检查时患者坐位，显露颈部和上肢，两臂下垂。首先观察面部表情和姿势，如表情痛苦，颈椎不可自由转动或走路时以手扶头，多考虑颈部创伤和急性炎症。颜面不对称或颈部侧方歪斜，胸锁乳突肌痉挛隆起，常见于先天性斜颈。

观察有无生理弧度改变，以及两肩是否对称。观察有无肿块、疤痕或窦道。

#### （二）运动检查

颈椎的运动包括屈曲、后伸、旋转和侧屈运动，其中，50%的屈伸运动发生在枕骨与寰椎之间，50%的旋转运动发生在寰椎和枢椎之间。颈椎侧弯不是单一运动，往往联合旋转运动。

正常颈椎前屈时，颏部可触及胸骨柄；后伸时双眼可直视上空，鼻尖及额部在同一水平，颈胸椎部皮肤皱襞与枕骨结节部接近；旋转时可使下颌碰肩并看到侧方；侧屈时可使耳接近肩部。

颈部创伤或急性炎症时可使颈椎各种运动受限，颈椎结核可使屈伸和侧屈受限，椎间盘突出症可影响后伸或侧屈活动。

#### （三）触诊

对损伤局部认真触摸，以了解损伤的部位、轻重、深浅、性质等。注意压痛点与局部解剖的关系（图 5 -12），以及是否引起放射痛。颈椎棘突间触到痛性硬结或条索，可能是项韧带钙化。扭伤多在棘间韧带、项肌或斜方肌，则边缘压痛。颈椎病或椎间盘突出症，压痛多在椎旁及肩胛内上角处，且可向患侧上肢放射。肩胛上神经卡压综合征，压痛点在肩胛上切迹凹陷处，并向颈部放射。锁骨上窝内侧触及明显突出的硬性物，可能为颈肋。

#### （四）特殊检查

**1. 椎间孔挤压试验** 患者坐位，头稍后仰。医生双手交叉放在患者头顶并向下方挤压，如引起颈痛或同时有上肢放射痛，即为阳性。提示椎间孔挤压并加重神经根刺激，常见于颈椎病或颈椎间盘突出。

**2. 吸气转头试验** 患者坐位，双手放松置于膝上。深吸气后屏住呼吸，仰头并将下颌转向患侧，医生同时下压肩部，如出现桡动脉搏动减弱或消失，即为阳性，此时疼痛往往加重；相反，抬高肩部并转向前方则脉搏恢复，疼痛缓解。提示锁骨下动脉受

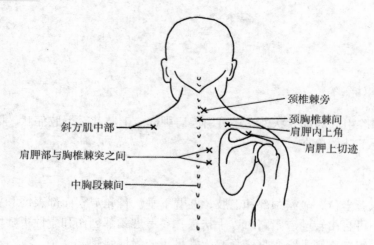

图 5 - 12　颈背部常见压痛点（×为压痛点）

压，可见于前斜角肌综合征。

**3. 臂丛神经牵拉试验**　患者坐位，头微屈。医生位于背后，一手推头颈向对侧，另一手握患侧腕部并相对牵引，若出现上肢疼痛或麻木，即为阳性（图 5 -13）。提示神经根受牵拉刺激，常见颈椎病或颈椎间盘突出。

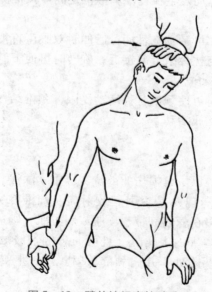

图 5 - 13　臂丛神经牵拉试验

二、腰部检查

（一）望诊

腰部望诊前，嘱患者除去外衣，充分暴露腰部。脱衣时，注意观察其动作是否自如。

望诊内容包括：①患者的步态是否正常，腰部疾患可以导致步态异常。②腰部皮肤是否存在色素沉着、丛毛、瘢痕、窦道、咖啡色斑块等。③患者腰部的骨性标志。如腰椎棘突连线是否在后正中线上、两侧髂后上棘是否对称。④腰部肌肉是否萎缩，以及是否存在寒性脓肿流注于脊旁及腰大肌、髂窝等处。⑤腰椎的生理曲度是否正常：腰椎前凸增大并伴有腰骶角及骨盆倾斜角增大，可见于腰椎滑脱、先天髋关节脱位及髋关节结核等疾病。腰椎曲度变小甚至是后凸畸形，可见于骨质疏松症，椎体压缩性骨折、脱位，结核及转移癌等疾病。⑥观察腰椎是否存在侧凸畸形，同时要注意双肩及双髋的位置是否正常。

### （二）运动检查

腰部运动主要有前屈、后伸、左右侧屈、左右旋转。

### （三）触诊

依次触诊腰部的骨性组织，如各腰椎棘突、横突、骶髂关节、髂嵴、髂后上棘、髂前上棘等，以及软组织结构如棘上韧带、棘间韧带、骶棘肌等。

触诊主要检查以下内容：①压痛点：触诊时沿腰椎棘突两侧自上而下依次触诊。注意明确压痛点位置、范围、深浅、疼痛性质及是否引起下肢放射痛。②皮肤：注意皮肤温度、弹性，有无皮下结节等。对于皮下结节还要明确其位置、深浅、硬度、活动度及有无压痛等。③肌肉：注意肌肉的形状、有无触痛、痉挛或萎缩，两侧肌肉是否对称，局部有无肿物。④肿物：首先可以根据肿物位置、深浅、质地等来初步判断其是骨组织病变还是软组织病变，然后再根据肿物的形状、活动度及有无压痛来初步判断其性质。⑤畸形：触诊腰椎结构是否存在畸形，如检查腰椎滑脱患者时，可在棘突间触及台阶样改变。

### （四）特殊检查

**1. 直腿抬高试验** 患者仰卧位，双下肢伸直，检查者一手托住足跟，另一手按压膝关节前方，逐渐抬高下肢。正常情况下，双下肢同样抬高 70°以上时无下肢放射性疼痛，如小于 70°出现下肢放射性疼痛则为阳性。常见于腰椎间盘突出症（图 5 -14）。

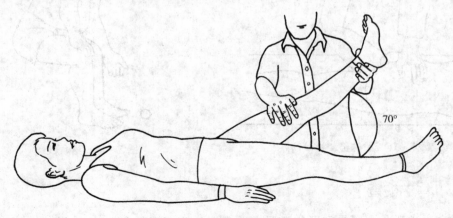

图 5 - 14 直腿抬高试验

**2. 直腿抬高加强试验**　在直腿抬高试验中，达到开始产生放射性疼痛的高度后放低患肢，当疼痛消失时再将踝关节背伸，如再次引起患肢放射性疼痛则为阳性。常见于腰椎间盘突出症（图5-15）。

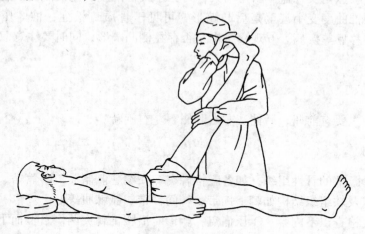

图5-15　直腿抬高加强试验

**3. 股神经牵拉试验**　患者俯卧位，双下肢伸直，检查者一手固定骨盆，另一手握住患肢小腿下端，膝关节伸直或屈曲，将大腿强力后伸。如大腿前侧出现放射痛则为阳性，提示股神经根受压，多见于高位腰椎间盘突出（图5-16）。

**4. 拾物试验**　此法多用于小儿腰椎前屈运动检查。正常情况下，小儿两膝微曲，弯腰拾起物品。当腰椎因病变如结核等变得僵硬时，则不能伸膝位弯腰，只能腰部挺直蹲位拾物（图5-17）。

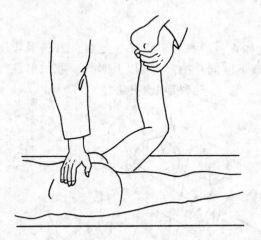

图5-16　股神经牵拉试验

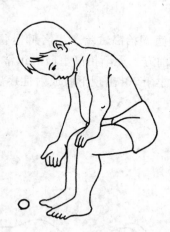

图5-17　拾物试验

## 三、骨盆检查

骨盆是由骶骨、尾骨和两块髋骨（由髂骨、坐骨及耻骨融合而成）所组成。骨与骨之间均有坚强韧带支持、连接形成关节，一般不能活动。

## （一）望诊

骨盆检查前，嘱患者除去外衣，充分暴露骨盆局部。

视诊内容包括：①观察骨盆是否对称，是否存在骨盆倾斜。骨盆骨折、脱位、脊柱侧弯、臀肌麻痹、内收肌痉挛及下肢不等长等均可引起骨盆倾斜。②观察两侧髂后上棘有无后凸畸形，臀肌有无萎缩，双侧臀沟是否对称，臀部有无瘢痕、窦道、寒性脓肿。③观察会阴部、腹股沟、大腿近端内侧、臀部、腰部是否有肿胀及瘀血斑。

## （二）运动检查

骶髂关节疾病患者站立位时常将体重支持在健侧下肢，使患肢松弛，呈屈曲状。坐位时，常将患侧臀部抬起，身体倾向健侧。卧位时喜向健侧，双下肢屈曲，翻身困难，甚至需用手扶持臀部转动。

## （三）触诊

依次触诊髂嵴、髂前上棘、髂前下棘、耻骨上支、耻骨联合及坐骨结节。

触诊内容：检查腰骶部及骶髂关节等部位是否有压痛。

## （四）特殊检查

**1. 骨盆挤压与分离试验**　患者仰卧，医生双手分别在两侧髂骨翼向中心挤压，称骨盆挤压试验；反之，双手分别在两侧髂嵴内侧用力向外下方挤压，称骨盆分离试验。引发疼痛为阳性，常见于骨盆环骨折。

**2. "4"字试验**　又称髋外展外旋试验。患者仰卧位，被检查侧膝关节屈曲，髋关节屈曲并外展外旋，外踝置于对侧膝关节上方，两腿相交呈"4"字；检查者一手扶住对侧髂前上棘，另一手将膝向外侧按压。骶髂关节出现疼痛为阳性，常见于骶髂关节病变（图5-18）。

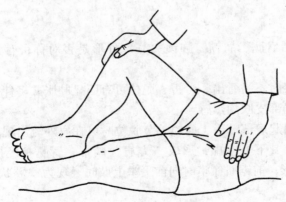

图5-18　"4"字试验

**3. 屈髋屈膝试验**　患者仰卧，双腿靠拢，嘱患者屈髋屈膝。检查者双手推患者膝部，尽量使患者屈髋屈膝，并向头侧推压，使臀部离开床面，腰部被动前屈。腰骶部发生疼痛为阳性。常见于腰部软组织损伤、劳损，或腰椎椎间关节、腰骶关节、骶髂关节病变，或腰椎结核等（图5-19）。

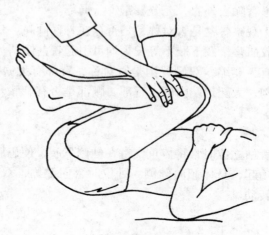

图5-19  屈髋屈膝试验

**4. 床边试验**  患者仰卧位，患侧臀部靠近床边，一侧下肢自然垂下，对侧下肢屈髋屈膝，双手抱于膝前。检查者一手扶住髂嵴，固定骨盆，另一手将患侧大腿向地面方向加压。骶髂关节疼痛为阳性，常见于骶髂关节有病变。

**5. 梨状肌紧张试验**  患者仰卧位，将患肢伸直，并做内收内旋，如果坐骨神经有放射性疼痛，再迅速将患肢外展外旋，疼痛随即缓解则为阳性。常见于梨状肌综合征。

## 四、肩部检查

引起肩部症状体征的病变可以是肩部，也可是颈椎、上肢其他部位；心脏、肝胆疾患偶然也可引起肩部症状。临床检查时应予鉴别和排除。

检查时患者取坐位或站立位，并脱去上衣，以便两侧对比。

### （一）望诊

观察两肩（包括肩肱、肩锁、胸锁关节）外形是否对称，有无肿胀、畸形和肌肉萎缩。

肩关节肿胀较轻时不易看出。骨折、脱位可有明显肿胀并多伴有皮下瘀斑。感染性炎症肿胀同时多有局部皮肤灼热感。

很多疾患可以引起肩部畸形。肩锁关节脱位时可在肩外侧出现高凸畸形；肩关节前脱位时，肩峰突出，其下方空虚，形成"方肩"畸形；臂丛神经损伤引起斜方肌瘫痪表现为"垂肩"畸形；前锯肌瘫痪时向前平举上肢时表现为"翼状肩"畸形。

### （二）运动检查

肩关节是人体活动范围最大的关节，包括前屈-后伸、外展-内收、内旋-外旋等运动。检查时注意减少或排除脊椎和肩胛胸壁的影响。

肩部的活动还包括提肩运动、缩肩运动和伸肩运动。参与提肩运动的主要肌肉是肩胛提肌和斜方肌,参与缩肩运动的主要肌肉是大小菱形肌和斜方肌,参与伸肩运动的主要肌肉是前锯肌。

### (三)触诊

**1. 骨、关节触诊** 锁骨骨折时可在骨折断端触及明显压痛,移位时还可触及异常活动及骨擦感。外展型肱骨外科颈骨折有移位时,在腋下或可触及骨折远端。肱骨大结节骨折时压痛点在肩峰下方。肩胛体骨折且移位时,在背部可触到凹凸不平的骨体边缘及压痛。肩肱关节前脱位时,肩峰下方可触到明显的凹陷和空虚感,腋窝或肩前方可触及球形肱骨头。肩锁关节脱位时,锁骨外端可触及明显的压痛及突起的骨端,向下按压时有琴键样弹跳感。胸锁关节脱位或炎症时,锁骨内端向前突起或向上移位,并伴有压痛和弹跳样松动感。

**2. 软组织触诊** 肩部软组织触诊主要包括肌腱袖、肩峰下滑囊和三角肌下滑囊、腋窝、肩胛带突出的肌肉群四个区。

肩周炎,压痛点多在肱骨结节间沟、喙突和冈上窝部。肱二头肌长头肌腱炎,压痛多局限于肩关节前下方的结节间沟,有时可触及增粗的二头肌长头腱。肱二头肌短头肌腱炎,压痛多局限于喙突。肩背部筋膜炎,在肩胛骨周围、斜方肌上部边缘可触及多个压痛点或结节或痉挛的纤维索条。上胸椎棘突与肩胛骨内缘之间较顽固的压痛点,大多是肋神经后支浅支在穿出肌膜小孔处受压迫或刺激引起(图 5 -20)。

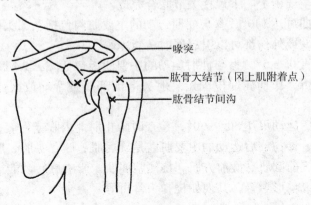

喙突
肱骨大结节(冈上肌附着点)
肱骨结节间沟

图 5 – 20 肩部常见压痛点

### (四)特殊检查

**1. 搭肩试验** 主要检查肩关节脱位。嘱患者屈肘,将手搭于对侧肩上,如果手能搭到对侧肩上,且肘部能贴近胸壁视为正常;如手能搭到对侧肩上时肘部不能靠近胸壁,或肘部能靠近胸壁但手不能搭到对侧肩上,则为阳性。

**2. 落臂试验** 用以诊断肩袖有无断裂。检查时将患侧上肢被动外展90°,然后令其缓慢放下,如果不是缓慢放下而是突然直落到体侧,为阳性。

**3. 肱二头肌抗阻力试验** 主要用于诊断肱二头肌长头滑脱或长头肌腱炎。检查时患者屈肘90°,检查者一手握住患者肘部,另一手扶住腕部,嘱患者抗阻力屈肘、外展、外旋,如出现肱二头肌腱滑出或结节间沟疼痛,则为阳性。

**4. 疼痛弧试验** 嘱患者肩关节外展或被动外展其上肢，当外展到 60°~120° 时，冈上肌腱在肩峰下摩擦或撞击，肩部产生疼痛，为阳性。

## 五、肘部检查

### （一）望诊

主要观察有无肿胀、畸形，以及包块等情况。

**1. 畸形** 正常肘关节伸直时，其上臂纵轴线和前臂纵轴线相交，在肘部形成一个外翻角，即携带角，男性 5°~10°，女性 10°~15°。携带角大于 15° 时为肘外翻畸形，常见于先天性发育不良、肱骨远端骨折对位不佳，或肱骨远端骨骺损伤。携带角小于 15° 或消失，甚至向内构成角度时为肘内翻畸形，是尺偏型肱骨髁上骨折常见后遗症。肘关节后脱位，或伸直型肱骨髁上骨折断端，或骨端移位可引起"靴形肘"畸形等。

**2. 肿胀** 局部肿胀往往是外伤造成的撕脱骨折，或局部软组织损伤。肘关节内积液时可表现为关节饱满肿胀。早期表现为尺骨鹰嘴突两侧的正常凹陷消失；积液较多时，则肱桡关节出现肿胀；大量积液时，整个关节肿胀明显。

### （二）运动检查

肘关节运动包括屈肘、伸肘、前臂旋前和旋后。屈伸运动主要由肱尺关节和肱桡关节完成，旋转活动主要由上、下尺桡关节联合完成。

肘关节正常屈曲可达 140°，参与屈肘运动的主要肌肉包括肱二头肌、肱肌、肱桡肌和旋后肌。关节病变或外伤都可以引起屈肘功能障碍。

肘关节正常伸直 0°~5°，参与伸肘运动的主要肌肉包括肱三头肌和肘肌。肱骨髁间骨折、尺骨鹰嘴骨折、长期屈肘位固定、肘关节前部肌腱挛缩或瘢痕等都可影响伸肘功能。

前臂旋前、旋后运动可达 80°~90°，检查时防止肘部内收或外展，以及伸腕或屈腕动作参与旋转运动。参与旋后运动的主要肌肉是旋后肌、肱二头肌、肱桡肌，参与旋前运动的主要肌肉是旋前圆肌、旋前方肌、桡侧腕屈肌。影响旋转功能最常见的是前臂骨折后固定时间过久或畸形愈合，其他如桡骨头骨折等。

### （三）触诊

肘部触诊主要包括压痛、肿块及畸形检查。

**1. 压痛** 急性外伤引起的软组织损伤或骨折脱位常有局部压痛，骨折脱位时可同时触及局部畸形或弹性固定。肱骨外上髁炎是最常见的肘部慢性损伤，压痛位于肱骨外上髁，同时抗阻力背侧伸腕时疼痛加重。

**2. 肿块** 肘后部触及囊性包块，多为尺骨鹰嘴滑囊炎；尺骨鹰嘴两侧触及黄豆大小的质硬包块并可在关节内移动，多考虑关节内游离体；肘前方触及硬度较大的肿块，应考虑骨化性肌炎。

**3. 畸形** 正常肘关节伸直时肱骨内上髁、肱骨外上髁及尺骨鹰嘴在一条直线上，屈肘时呈等腰三角形，称为肘后三角。肱骨髁上骨折时该三角关系正常，肘关节后脱位时三角关系则改变。单纯尺骨鹰嘴骨折或单纯肱骨内（外）上髁骨折有移位时也可影响肘后三角之间的关系。

### （四）特殊检查

腕伸肌紧张试验：患者屈肘 90°，前臂旋前位，掌心向下半握拳，检查者一手握住患者肘部，另一手握住手背使之被动屈腕，然后于患者手背部施加阻力，嘱患者伸腕，此时肱骨外上髁处发生疼痛则为阳性，提示肱骨外上髁炎。

## 六、腕和手部检查

### （一）望诊

主要观察有无肿胀、畸形、肌肉萎缩及指甲颜色和瘢痕等。

**1. 畸形**

（1）先天性畸形：如多指畸形、并指畸形等。

（2）外伤性畸形：如伸直型桡骨远端骨折的餐叉样畸形，手指伸肌腱止点处骨折或肌腱断裂的锤状指畸形等。

（3）神经性畸形：如桡神经损伤引起的腕下垂畸形，尺神经合并正中神经损伤引起的猿手畸形，臂丛或尺神经损伤及前臂缺血性肌挛缩引起的爪形手畸形。

**2. 肿胀** 腕舟骨骨折可引起鼻烟壶肿胀；化脓性关节炎在引起关节部位肿胀的同时多伴有局部的红、热；腕关节结核多呈缓慢发展的梭形肿胀，不红不热；类风湿关节炎肿胀多发生在腕关节或近节指间关节，且呈对称性，急性期可伴有皮温增高；桡骨茎突狭窄性腱鞘炎、屈指肌腱腱鞘炎可引起病变局部肿胀；腱鞘囊肿多发生于腕背部。

**3. 肌肉萎缩** 大鱼际肌萎缩多因正中神经损伤引起，小鱼际肌和背侧骨间肌萎缩多因尺神经损伤引起。

### （二）运动检查

腕关节的运动，以掌骨与前臂成一直线为中立位 0°，掌指关节与远、近端指间关节的运动，以掌骨、指骨呈一直线为中立位 0°。

腕关节的正常运动包括：伸腕和屈腕运动，腕桡偏和腕尺偏运动。

手部的正常运动包括：伸指和屈指运动，手指外展和内收运动，拇指对掌运动。

肌腱断裂或神经损伤时，相对应关节主动运动丧失；骨折、脱位等骨关节病变及肌腱粘连时，关节的主动运动和被动运动均受影响。

### （三）触诊

**1. 压痛** 腕关节周围广泛压痛，提示较严重挫伤或全关节病变，如化脓性关节炎、类风湿关节炎。局部压痛多提示局限性病变，如腕舟骨骨折时鼻烟壶处压痛；桡骨远端骨折时桡骨远端压痛；腕掌侧正中压痛并有突起的骨块，同时腕背侧正中有空虚感时多为月骨脱位；下尺桡关节间或尺骨小头压痛多为三角软骨损伤；桡骨茎突或掌指关节掌侧压痛多为腱鞘炎；腕管综合征的压痛在腕掌侧横纹下正中部，同时可有正中神经支配区的放射痛。

**2. 肿块** 腕背侧触及孤立性囊性包块，多为腱鞘囊肿；手指部位触及增粗的梭形实性肿物，多考虑内生软骨瘤；掌指关节掌侧触及结节状米粒大硬物，多为屈指肌腱腱鞘炎。手掌部尺侧触及结节状或条索状硬块，同时伴有掌指及近节指间关节伸直障碍，提示掌筋膜挛缩症。

### （四）特殊检查

**1. 腕三角软骨挤压试验** 嘱患者屈肘90°，掌心向下，检查者一手握住患者前臂，另一手握住掌部，使患手被动向尺侧偏斜，然后伸屈腕关节，使关节尺侧发生挤压和研磨，如疼痛明显即为阳性，多提示三角软骨损伤。

**2. 握拳试验** 嘱患者屈肘90°，前臂中立位握拳，检查者一手握住前臂远端，一手握住患者手部使腕关节向尺侧屈腕，如桡骨茎突部出现剧烈疼痛，则为阳性，提示桡骨茎突狭窄性腱鞘炎。

**3. 指浅屈肌试验** 将患者手指固定于伸直位，然后嘱患者屈曲，检查手指的近端指间关节，这样可以使指浅屈肌单独运动。如果关节屈曲正常，则表明指浅屈肌是完整的；若不能屈曲，则该肌有断裂或缺如，或该肌肉的神经支配发生障碍。

**4. 指深屈肌试验** 将患者掌指关节和近端指间关节固定在伸直位，然后让患者屈曲远端指间关节，若能正常屈曲，则表明该肌腱是完整的；若不能屈曲，则该肌腱可能有断裂或该肌肉的神经支配发生障碍。

## 七、髋部检查

### （一）望诊

站立时，正面观察两侧髂前上棘不等高，可能为下肢不等长而继发骨盆倾斜。仰卧时一侧腹股沟饱满高凸，提示髋关节肿胀。侧面观察时，腰椎前凸消失，可能是椎旁肌肉痉挛；如果腰椎前凸明显增大，可能是髋部屈曲畸形，或先天性脊椎滑脱。后面观察时，婴幼儿的臀部皮纹皱褶不对称，考虑先天性关节脱位；小儿麻痹症可以引起臀部神经性肌萎缩。

股骨颈或转子间骨折表现为髋部屈曲、外展、外旋畸形；髋关节后脱位表现为髋部屈曲、内收、内旋畸形。双侧髋关节不稳时表现为鸭步步态；单侧摇摆跛行提示单侧髋关节不稳。

### （二）运动检查

髋关节的运动包括前屈、后伸、内旋、外旋、外展、内收。检查时注意固定骨盆，减小骨盆或腰椎的代偿影响。

**1. 前屈运动** 正常髋关节屈曲可达145°，主要由髂腰肌和股直肌完成。

**2. 后伸运动** 正常30°～40°，主要由臀大肌和腘绳肌完成。

**3. 外展运动** 正常约45°，主要由臀中肌和臀小肌完成。

**4. 内收运动** 正常约30°，主要由大腿内收肌群完成。

**5. 外旋运动** 正常约 45°，主要由髋部外旋肌群完成。

**6. 内旋运动** 正常约 45°，主要由臀小肌和臀中肌前部纤维完成。

### （三）触诊

髋部触诊首先从前面开始，以两侧髂前上棘作为骨性标志。髂前上棘撕脱、骨折时，压痛明显。髋部骨折或关节炎时，可见腹股沟压痛和肿胀。耻骨联合压痛，应考虑耻骨联合软骨炎、耻骨联合骨折。

侧方触诊主要检查股骨粗隆。股骨颈或股骨转子间骨折、髋关节后脱位、股骨头坏死塌陷等可导致股骨大粗隆上移；大粗隆滑囊炎可在局部触及质软、可移动的囊性肿物；当髋关节屈伸活动时，在大粗隆局部触及上下滑动的筋膜或伴有弹响，考虑为臀肌挛缩等引起的弹响髋。髋关节后脱位时，在其后外侧可触及球形骨性包块。梨状肌下缘压痛，则多涉及坐骨神经病变。臀肌筋膜炎时，在臀部软组织可触及较广泛压痛。坐骨结节囊肿或滑囊炎，局部可触及有压痛的囊性包块。

### （四）特殊检查

**1. 髋关节承重机能试验** 髋关节承重机能试验是判断臀中肌肌力的一种方法。患者单腿站立并保持身体直立，当一腿离开地面时，不负重一侧的骨盆不抬高或甚至下降，表明负重侧的臀中肌肌力减弱或丧失，为试验阳性。常见于臀中肌麻痹。

**2. 髂胫束挛缩试验** 用于检查有无髂胫束挛缩。患者侧卧位，患肢在上，嘱其尽量外展下肢，然后屈膝 90°，若大腿放松后仍保持在外展位而不能下落时，为阳性。

**3. 髋关节屈曲挛缩试验（托马斯征）** 用于检查髋关节屈曲挛缩畸形。患者仰卧位，嘱其分别伸直两下肢，如下肢伸直过程中腰部离开床面向上挺起，为阳性。或者当一侧下肢伸直，另一侧下肢屈髋屈膝时，伸直侧的下肢自动离开床面且向上抬起，也为阳性（图 5-21）。

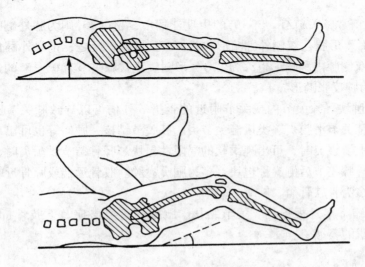

图 5-21 髋关节屈曲挛缩试验

**4. 下肢短缩试验** 用于检查股骨或胫骨有无短缩。患者仰卧，两腿屈髋屈膝并拢，双足并齐放于床面。观察两膝是否等高，不等高即为阳性。

**5. 望远镜试验** 用于诊断婴幼儿先天性髋关节脱位。检查时患儿仰卧，检查者一手握住患儿膝部，另一手中指、无名指压住大转子，先将大腿屈曲、外展、外旋，使股骨头复位；再将大腿内收、内旋、伸直，使股骨头滑出髋臼，在复位和脱位时听到弹响声，为阳性（图 5 - 22）。

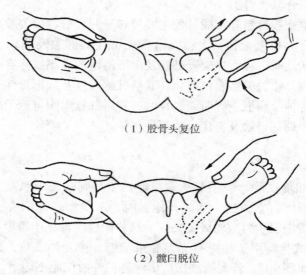

（1）股骨头复位

（2）髋臼脱位

图 5 - 22 望远镜试验

## 八、膝部检查

### （一）望诊

**1. 畸形** 正常膝关节有 5°～10° 的生理外翻角，超过 15° 则为膝外翻畸形，单侧外翻畸形称为 "K" 形腿，双侧外翻畸形称为 "X" 形腿；反之，正常外翻角消失则形成膝内翻畸形，双侧膝内翻畸形也称为 "O" 形腿。正常膝关节有 0°～5° 的过伸，如过伸超过 15°，则为膝反张畸形。

**2. 肿胀和肿块** 膝关节内或关节附近的骨折等外伤可以导致膝关节肿胀。急性化脓性关节炎、膝关节滑膜炎、类风湿关节炎、膝关节结核、肿瘤等也可出现不同程度的关节肿胀。髌上滑囊炎时，可出现柔软的局限性包块。胫骨结节骨骺炎时，在病变局部可见高凸畸形。膝关节后侧囊性包块，多为腘窝囊肿。股骨远端或胫骨近端的局限性无痛骨性隆突，多为骨软骨瘤。

**3. 肌肉萎缩** 半月板损伤、关节结核、腰椎间盘突出症及下肢骨折长期固定时，可出现股四头肌的萎缩。

### （二）运动检查

正常膝关节的运动包括屈曲、伸直、内旋和外旋。

**1. 屈曲** 正常约145°，主要由腘绳肌完成。

**2. 伸直** 正常为0°，主要由股四头肌完成。

**3. 内旋、外旋** 在屈膝90°时，膝关节内、外旋运动可达10°～20°，由半腱肌、半膜肌和股二头肌交替运动完成，膝关节完全伸直时则无旋转运动。

### （三）触诊

触诊是诊断膝关节疾患的重要手段。

**1. 肿胀和肿块** 慢性滑膜炎的肿胀，触之有柔韧肥厚感。关节内积液明显时，触之有波动感。感染性关节炎肿胀同时多有皮温升高。

膝关节周围肌肉附着点大都有滑囊，损伤时可出现积液而形成囊性肿物，多见于半腱肌、髂胫束、腓肠肌等附着处，前二者易与内、外侧半月板囊肿相混。腘窝囊肿如与关节相通，则屈膝时肿物变小而伸直时肿物明显。半月板囊肿，在屈膝时突出明显。

**2. 压痛** 髌骨边缘压痛，多是髌骨关节炎的早期表现，研压时加重。内外膝眼部压痛，多提示半月板损伤。髌韧带止点处压痛，常见于青少年胫骨结节骨骺炎。髌韧带撕裂时或可触及缺损，并在附着点有明显压痛。内侧或外侧韧带附着点压痛，提示可能有侧副韧带损伤。股骨髁部、胫骨平台等骨折时，局部压痛明显；髌骨骨折分离移位时，压痛同时可触及凹陷。

### （四）特殊检查

**1. 回旋挤压试验（麦氏征）** 主要用于半月板损伤诊断。患者仰卧，检查者一手握小腿下端或足跟，一手固定膝关节，使膝关节极度屈曲，首先将膝向内推动，小腿外旋并推向外侧，然后慢慢使膝关节伸直，在伸直过程中关节内有响声，表示内侧半月板后角损伤可能，见图5－23（1）；如在小腿内旋、膝内收方向，伸直小腿时伴有响声，为外侧半月板后角损伤，见图5－23（2）。此试验应在内收内旋、内收外旋、外展外旋和外展内旋四个方位进行。试验过程中伴有明显疼痛者也属阳性。

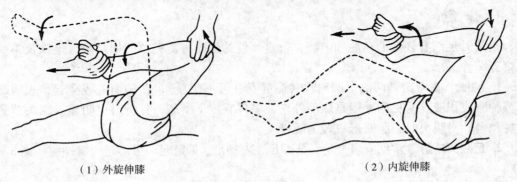

（1）外旋伸膝　　　　　　　　　　　　　　（2）内旋伸膝

图5－23　回旋挤压试验

**2. 研磨提拉试验**

（1）挤压（研磨）试验：患者俯卧位，膝关节屈曲90°，检查者一手固定腘窝部，一手握住足跟部并向下压足，使小腿充分内收，然后旋转小腿，如有疼痛，提示半月板损伤。

（2）提拉试验：患者俯卧位，膝关节屈曲90°，检查者一手按住大腿下端，另一手握足踝部向上提起小腿，使膝离开检查床，然后做外展、外旋或内收、内旋活动，若出现膝关节外侧或内侧疼痛，则为阳性，提示有侧副韧带损伤。

**3. 侧方应力试验**　又称为侧向试验，分为外翻应力试验和内翻应力试验。患者伸直或屈膝30°，并固定大腿，检查者用一只手握踝部，另一手扶膝部，做侧向运动，以检查内侧或外侧副韧带。若有损伤，检查牵扯韧带时，可以引起疼痛或异常活动，为阳性，提示内侧或外侧副韧带损伤。

**4. 抽屉试验**　用于检查膝关节交叉韧带有无损伤。患者仰卧或坐位，双膝屈曲90°，检查者用大腿压患者足背使之固定，双手握小腿近端用力前后推拉，若向前移动距离与健侧相比大于0.6cm，即前抽屉试验阳性，提示前交叉韧带损伤；若向后移动距离与健侧相比大于1cm，即后抽屉试验阳性，提示后交叉韧带损伤。

**5. 浮髌试验**　用于检查膝关节内有无积液。嘱患者取仰卧位，下肢伸直，股四头肌处于松弛状态，检查者一手压在髌上囊部，向下挤压使积液局限于关节腔，然后另一手拇指、中指固定髌骨内、外缘，食指按压髌骨，若感髌骨有漂浮感，重压时下沉，松指时浮起，说明关节腔内有积液，为浮髌试验阳性（图5-24）。

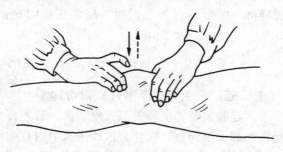

图5-24　浮髌试验

## 九、足踝部检查

### （一）望诊

正常时足部有轻微的跖屈和内翻，负重部位的皮肤可能较厚，如足跟、足缘及第一和第五跖骨头部。

**1. 肿胀**　正常跟腱两侧呈凹陷状（肥胖女性可不明显），凹陷消失或隆起，表明踝关节肿胀或积液。常见的原因是踝部外伤，多伴有皮下瘀斑，骨折时更明显。踝关节骨性炎和慢性滑膜炎时，肿胀形成较为缓慢。

**2. 足踝部畸形**　常见有扁平足、马蹄足、内翻足、仰趾足、弓形足、拇外翻（图5-25）。

### （二）运动检查

踝关节的运动以足长轴与小腿纵轴成90°为中立位，检查时应两侧对比，必要时应做被动运动检查。正常足踝部的运动包括：

**1. 背伸运动**　正常20°～30°，主要由胫前肌和趾长伸肌完成。

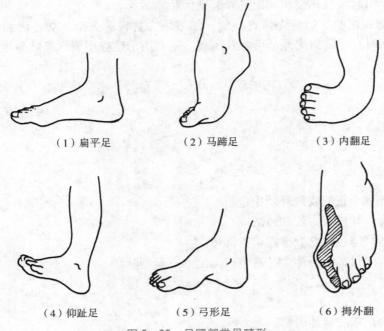

（1）扁平足　　　（2）马蹄足　　　（3）内翻足

（4）仰趾足　　　（5）弓形足　　　（6）拇外翻

图 5-25　足踝部常见畸形

**2. 跖屈运动**　正常 40°~50°，主要由小腿三头肌完成。

**3. 跟距关节（距下关节）内翻**　正常约 30°，正常足内翻运动发生在跟距关节，主要由胫后肌完成。

**4. 跟距关节（距下关节）外翻**　正常约 30°，主要由腓骨长、短肌完成。

**5. 第一跖趾关节的屈曲和背伸**　正常情况下，第一跖趾关节屈曲约 30°，背伸约 45°。

**6. 足趾运动**　足趾屈曲运动发生在远端和近端趾间关节，背伸运动主要发生在跖趾关节。

（三）触诊

第一跖趾关节肿大、变形，或滑囊增厚，考虑足拇外翻、滑囊炎或痛风病；肿大伴局部发红或皮温升高，多考虑痛风性关节炎急性发作。舟骨结节处骨性隆起多为副舟骨；儿童足舟骨无菌坏死时局部压痛。扁平足时内踝下方的距骨头可明显突起。跟痛症多在跟骨前下方偏内侧，相当于跖腱膜附着处压痛。

外踝扭伤多伤及距腓前韧带，肿胀、压痛多集中在外踝前外侧；如距腓前和跟腓韧带同时损伤，肿胀、压痛以外踝下部为中心。内踝三角韧带撕裂时，踝关节内侧明显压痛；下胫腓联合分离时局部肿胀、压痛。内踝后方与跟腱之间压痛伴足内侧放射痛，考虑踝管综合征。跟腱断裂时在跟骨结节上方有压痛或可触及凹陷。

（四）特殊检查

**1. 小腿三头肌挤压试验**　患者俯卧，足垂于床边，检查者用手挤捏患者小腿三头肌，正常时可引起足踝跖屈，如跟腱断裂则无跖屈活动。

**2. 直腿伸踝试验**　患者先伸直小腿，然后用力背伸踝关节，如小腿肌肉出现疼痛则为阳性，同时在小腿肌肉深部可触及压痛。主要用于检查小腿深静脉血栓性静脉炎。

# 第三节　神经功能检查

## 一、感觉检查

### （一）检查前准备

1. 在无外界干扰的安静环境中进行。
2. 向患者告知检查方法和目的。
3. 采取适当体位，充分暴露检查部位。
4. 嘱患者闭目，悉心体会，避免视觉上的主观判断。

### （二）检查注意事项

1. 反复检查以防偶然因素。
2. 重视与对侧或其他部位的对比。
3. 避免诱导性的暗示。
4. 客观记录结果，切勿主观臆断。

### （三）检查内容

感觉检查包括一般感觉和复合感觉。一般感觉可以分为浅感觉（触觉、痛觉、温度觉）及深感觉（振动觉、位置觉、运动觉）。复合感觉包括两点辨别觉、皮肤定位觉等。复合感觉是基于一般感觉基础上产生的，所以深、浅感觉均正常时，检查才有临床意义。

### （四）临床分类及意义

1. 感觉障碍常分为感觉异常、感觉减退或消失和感觉过敏。
2. 根据神经受损的程度和具体部位感觉障碍又分为脊髓型和外周神经型。

（1）脊髓型：①脊髓全横断损害：表现为损害节段水平以下的各种感觉障碍，且伴有膀胱肛门括约肌功能障碍和截瘫。多见于脊髓外伤、急性脊髓炎等。②脊髓半横断损害：表现为损害一侧的深感觉障碍和锥体束损害，对侧痛觉、温觉障碍，但触觉无障碍（触觉纤维在脊髓两侧传导），称 Brown－sequard 综合征。多见于脊髓外伤、脊髓外肿瘤等。③脊髓后角型损害：表现为损害同侧的节段性痛觉、温觉及粗略触觉障碍，但精确触觉和深感觉正常（深感觉和部分触觉的纤维进入脊髓后沿同侧后索上行，只有痛觉、温觉及部分触觉纤维进入后角），称浅感觉分离。多见于一侧的后角病变，如脊髓空洞症等。

（2）外周神经型：①神经末梢损害：表现为肢体远端对称性完全性感觉障碍，呈手套或袜套样分布，下肢重于上肢，远端重于近端。常见于多发性神经炎。②神经干损害：表现为受损神经支配区皮肤感觉障碍，呈条状、块状分布。感觉消失则损害在神经干中心部，感觉减退则损害在周边。多见于周围神经损伤，如尺、桡、正中神经损伤。③神经根损害：多为神经后根损害，表现为单侧节段性感觉障碍，与神经根节段分布一致，并伴有根性疼痛（放射性疼痛）；如累及前根，则出现节段性运动障碍。多见于椎间盘脱出等。

## 二、肌力检查

### （一）检查内容

**1. 肌容量** 指肌肉的饱满程度。

（1）检查方法：嘱患者放松肢体，双侧肢体对比观察肌容量，四肢具体部位的肌容量可利用皮尺测量。

（2）临床意义：①肌萎缩：肌肉组织体积缩小，可由神经失养、肌炎或长期废用引起；②肌肥大：肌肉组织体积异常增大，可由进行性营养不良或先天性肌强直引起。

**2. 肌张力** 指肌肉松弛状态下的紧张程度。

（1）检查方法：嘱患者放松肢体，触诊局部肌肉或被动活动肢体以感受肌肉的阻力。

（2）临床意义：①减低：触诊肌肉萎软无弹性，被动活动阻力明显减小，可由周围神经病变、低血钾、小脑病患、深度昏迷及肌肉疾病引起。②增高：触诊肌肉坚硬，被动活动阻力增大。有两种类型：强直性——被动活动时，各个方向均受到相同的阻力，称为"铅管样"强直。可由锥体外系损伤引起，多为屈肌和伸肌均增高。如伴发震颤产生交替性的松紧变化，称为"齿轮样"强直。痉挛性——被动活动达到一定角度时阻力突然降低，呈折刀感，可由锥体束受损引起，多为上肢的屈肌和下肢的伸肌增高。

**3. 肌力** 指肌肉运动时能达到的最大收缩力。

（1）检查方法：①主动检查法：受检者主动活动被检查部位，观察其活动的幅度、速度及力量；②被动检查法：受检者在抵抗阻力的情况下活动被检查部位，感受肌肉抗阻力的大小。

（2）测定标准：临床多采用 Code 分级法，内容如下：

0 级：完全瘫痪，肌肉无任何收缩。

Ⅰ级：可见肌肉轻微收缩，但不能带动关节运动。

Ⅱ级：肢体能在平面上水平移动，但不能对抗重力。

Ⅲ级：肢体能克服重力运动，但不能对抗阻力运动。

Ⅳ级：肢体能对抗阻力运动，但对抗力量较弱。

Ⅴ级：肌力正常，运动自如。

（3）临床意义：肌力异常能反映神经或肌肉受损。肌力下降可能是神经损伤，也可能是其他疾患引起。如进行性肌营养不良、低血钾性肌麻痹、失用性肌萎缩等。

### （二）肌力的测定

**1. 测定法的原理** 患者在排除其他肌肉代偿的特定体位下，进行能使被检查肌肉收缩的运动，必要时检查者对其施加一定阻力进行对抗，从而测定肌肉收缩力量的等级。

**2. 常见肌肉的肌力测定**

（1）胸锁乳突肌：仰卧位，抗阻力抬头。

（2）三角肌：上肢抗阻力外展肩关节。

（3）肱二头肌：前臂旋后位，抗阻力屈曲肘关节。

（4）肱三头肌：肩关节外展肘关节屈曲位，抗阻力伸直肘关节。

（5）拇收肌：拇指中立位，抗阻力内收拇指。

（6）髂腰肌：坐立位，抗阻力屈曲髋关节。

（7）臀大肌：俯卧位，抗阻力后伸髋关节。

（8）臀中肌：侧卧位，抗阻力外展髋关节。

（9）股四头肌：仰卧位，膝关节屈曲，抗阻力伸直膝关节。

（10）腓肠肌：仰卧位，下肢伸直，抗阻力跖屈踝关节。

（11）比目鱼肌：仰卧位，屈膝 90°，抗阻力跖屈踝关节。

## 三、反射检查

神经反射是通过反射弧来完成的，神经反射分为生理性反射和病理性反射。生理性反射又分为浅反射和深反射。

### （一）生理性反射

**1. 浅反射**

（1）腹壁反射：患者仰卧位，下肢稍屈曲，用棉签轻划腹部皮肤：分别沿肋缘下划向剑突、外侧平划向脐、腹股沟上划向耻骨联合方向，正常反应为局部腹壁收缩。上腹壁反射减弱或消失见于胸髓 7～8 节病损，中腹壁反射减弱或消失见于胸髓 9～10 节病损，下腹壁反射减弱或消失见于胸髓 11～12 节病损（图 5 -26）。

（2）提睾反射：患者仰卧位，下肢稍屈曲，用棉签自下而上轻划股内侧上方皮肤，可引起同侧提睾肌收缩，睾丸上提。双侧反射消失见于腰髓 1～2 节病损，一侧反射减弱或消失见于锥体束损害（图 5 -26）。

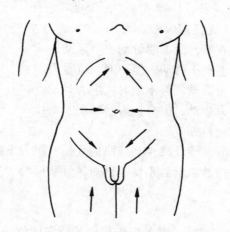

图 5 -26　腹壁反射、提睾反射

（3）肛门反射：用棉签轻划肛门周围皮肤，可引起肛门括约肌收缩。反射障碍见于骶髓4~5节或马尾神经病损。

**2. 深反射**

（1）肱二头肌反射：患者前臂屈曲位，检查者左手拇指放其肘部肱二头肌腱上，另一手持叩诊锤叩击左拇指，肱二头肌出现收缩，前臂快速屈曲。反射中枢为颈髓5~6节（图5-27）。

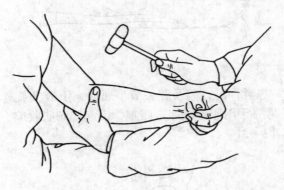

图5-27 肱二头肌反射

（2）肱三头肌反射：患者上臂外展，肘关节半屈曲位，检查者一手托住其前臂，另一手用叩诊锤叩击鹰嘴上方肱三头肌腱，肱三头肌出现收缩，前臂伸展。反射中枢在颈髓6~7节（图5-28）。

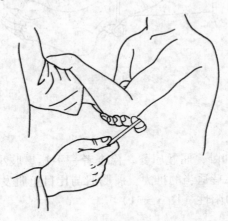

图5-28 肱三头肌反射

（3）桡骨膜反射：患者前臂半屈半旋前位，检查者一手托其腕部，并使腕关节自然下垂，另一手用叩诊锤叩击桡骨茎突，可引起肱桡肌收缩，屈肘和前臂旋前。反射中枢在颈髓5~6节。

（4）膝腱反射：患者仰卧，检查者一手托于膝关节后方使之屈曲约90°，另一手用叩诊锤叩击髌骨下方髌韧带，引起四头肌收缩，小腿伸展。反射中枢在腰髓2~4节（图5-29）。

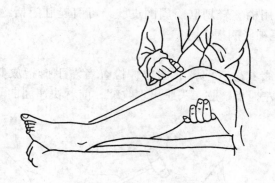

图 5 - 29　膝腱反射

（5）跟腱反射：患者仰卧，髋及膝关节半屈曲，下肢外旋外展位。检查者一手将患者踝背伸呈直角，另一手用叩诊锤叩击跟腱，引起腓肠肌收缩，踝关节跖屈。反射中枢在骶髓 1～2 节（图 5 -30）。

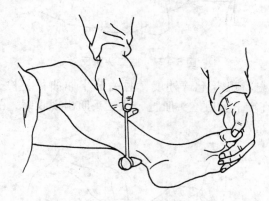

图 5 - 30　跟腱反射

（二）病理反射

**1. 阵挛**

（1）踝阵挛：患者仰卧，屈髋屈膝，检查者一手托患肢小腿，一手持患肢足前端，用力使踝关节背屈后，维持适当的推力。腓肠肌与比目鱼肌发生连续节律性收缩而致足部呈现交替性伸屈运动为阳性（图 5 -31）。

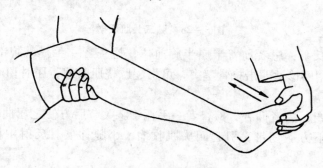

图 5 - 31　踝阵挛

（2）髌阵挛：患者仰卧，下肢伸直位，检查者一手拇指、示指抵住髌骨上极，用力向远端快速连续推动数次后维持适当的推力。股四头肌发生节律性收缩，使髌骨上下移动为阳性（图5-32）。

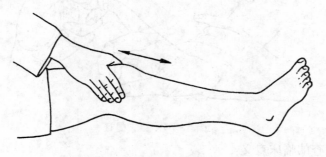

图5-32 髌阵挛

**2. 巴彬斯基征** 患者仰卧，双下肢伸直位，检查者用棉签或叩诊锤柄的尖端沿足底外侧向前至小趾根部再转向内侧轻划。足拇趾背伸，其余四趾呈扇形展开为阳性。见于锥体束疾患。

**3. 奥苯海姆征** 患者仰卧，双下肢伸直位，检查者拇指、食指沿患者胫骨前缘用力由上向下进行滑压，阳性反应同巴彬斯基征阳性（图5-33）。

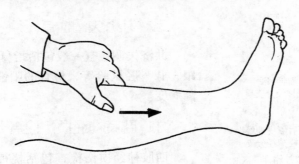

图5-33 奥苯海姆征

**4. 戈登征** 患者仰卧，双下肢伸直位，检查者握挤腓肠肌，阳性反应同巴彬斯基征阳性。

**5. 夏道克征** 患者仰卧，双下肢伸直位，检查者用棉签划足背外侧到跖趾关节处，阳性反应同巴彬斯基征阳性。

**6. 霍夫曼征** 检查者一手持患者腕部，另一手食指和中指夹住患者中指并稍向上提，使腕关节背伸位，以拇指指甲向掌侧弹刮患者中指指甲。拇指屈曲内收，其余手指末节有屈曲动作为阳性（图5-34）。

### 四、自主神经检查

自主神经系统是由交感神经和副交感神经组成，其主要作用是支配平滑肌、腺体、心脏和血管的活动。自主神经系统检查，主要是为了协助临床诊断。独立的自主神经系统疾病非常少见，所以临床上很少只进行这方面的单独检查。其检查包括毛发、皮肤和指甲的营养状态，以及括约肌功能、性功能，皮肤划痕等。

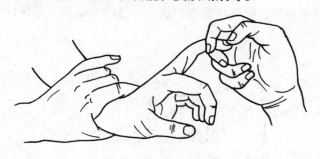

图 5-34    霍夫曼征

自主神经检查的临床意义：

**1. 周围神经及脊髓损伤**    损伤节段以下皮肤缺少光泽、粗糙、无汗、脱屑、营养性溃疡或褥疮等。

**2. 颈交感神经节或颈 8、胸 1 脊髓病变**    可以出现颈交感神经麻痹综合征，又称霍纳综合征。一般以患侧面部无汗、瞳孔缩小、眼睑下垂、眼球轻度下陷等症状为特点。

**3. 骶神经损伤及急性脊髓损伤**    表现为损伤节段以下皮肤划痕反应减弱、消失，有助于病损定位。

### 五、共济失调检查

共济失调检查一般包括指鼻试验、闭目难立试验、跟-膝-胫试验等，检查的阳性指征提示小脑或脊髓病变。

### 六、四肢神经损伤检查

四肢神经损伤检查包括桡神经、正中神经、尺神经、股神经、坐骨神经、腓总神经、胫神经等主要神经的检查。检查其感觉支分布的皮肤感觉区域有无障碍和肌支支配肌肉肌力的情况，以判断有无神经损伤及损伤程度。

#### （一）上肢神经检查

**1. 桡神经**    主要支配肱三头肌与前臂伸肌群。桡神经损伤，表现为相应感觉区麻痹。腕下垂不能背伸，拇指及掌指关节不能伸直，肘关节不能主动伸展。旋后肌麻痹及伸肌麻痹，前臂常处于旋前位（图 5-35）。

**2. 正中神经**    主要支配旋前肌、桡侧屈腕肌、掌长肌及屈拇长肌。正中神经损伤，表现为相应感觉区麻痹。正中神经损伤晚期，大鱼际肌萎缩、对

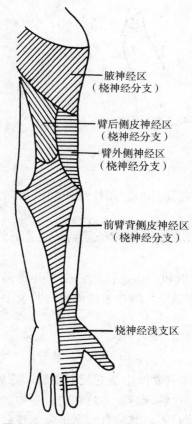

腋神经区
（桡神经分支）

臂后侧皮神经区
（桡神经分支）

臂外侧神经区
（桡神经分支）

前臂背侧皮神经区
（桡神经分支）

桡神经浅支区

图 5-35    桡神经支配的皮肤感觉区

掌肌麻痹、掌心凹陷消失，表现为"猿手"畸形（图5-36）。

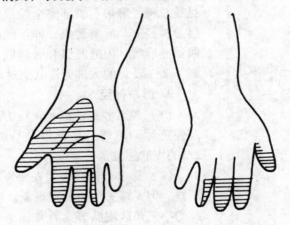

图5-36 正中神经支配的皮肤感觉区

**3. 尺神经** 主要支配尺侧屈腕肌，无名指、小指屈指深肌，第一背侧骨间肌及小指外展肌。尺神经损伤，表现为相应感觉区麻痹。尺神经损伤晚期，可见骨间肌及小鱼际明显萎缩，尤以第一背侧骨间肌最为明显，表现为"爪形手"畸形（图5-37）。

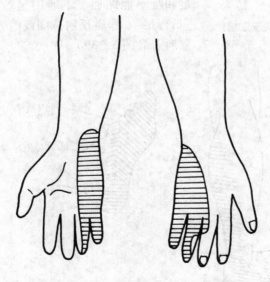

图5-37 尺神经支配的皮肤感觉区

（二）下肢神经检查

**1. 股神经** 主要支配髂腰肌和股四头肌。股神经损伤，表现为股四头肌萎缩、麻痹，以致不能伸膝，膝反射消失，大腿前内侧、小腿及足内侧皮肤感觉障碍。损伤平面高可同时伴有髂腰肌麻痹，影响屈髋功能；损伤平面较低或不完全损伤，则可能有部分皮肤感觉或肌力完好（图5-38）。

**2. 坐骨神经**  坐骨神经损伤多为不完全损伤，常见腓总神经麻痹。臀部完全性损伤，常出现胫神经和腓总神经完全麻痹现象，即足趾活动完全消失；腘绳肌虽亦麻痹，但缝匠肌和股薄肌正常，故能屈膝；小腿下 2/3 及足的大部分皮肤感觉消失。

**3. 腓总神经**

（1）腓总神经麻痹：表现为足背伸、外展、外翻及伸趾运动障碍。足下垂呈马蹄状，足背及小腿下 2/3 的皮肤感觉消失。

（2）腓深神经损伤：表现为足与趾伸肌瘫痪致足下垂，但无踝关节内外翻现象。拇趾与第 2 趾背侧趾蹼的小三角区皮肤感觉消失。

（3）腓浅神经损伤：表现为足背中部及各趾皮肤感觉丧失较明显，腓骨长、短肌瘫痪，足外翻障碍。

**4. 胫神经**  主要支配比目鱼肌、趾长屈肌、腓肠肌、拇长屈肌、足底肌。因损伤平面不同而出现不同症状：大腿后下方和小腿肌肉萎缩、屈膝功能障碍、足和趾不能跖屈、不能用足趾站立等，日久表现为"爪行足"。跟腱反射减弱或消失，足跟及足底皮肤感觉消失（图 5 -39）。

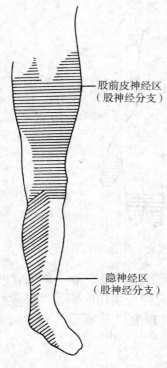

图 5 -38　股神经支配的皮肤感觉区

股前皮神经区（股神经分支）

隐神经区（股神经分支）

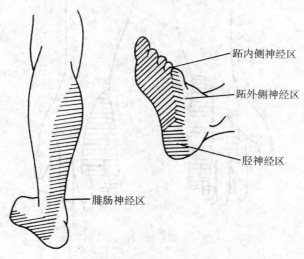

跖内侧神经区

跖外侧神经区

胫神经区

腓肠神经区

图 5 -39　胫神经支配皮肤感觉区

## 第四节　周围血管检查

四肢血管临床检出首先应检查血管是否出血，并注意鉴别出血在动脉、静脉还是毛细血管：动脉破裂出血可呈搏动性或持续性喷射，色鲜红；静脉破裂出血可呈缓慢地、持续而均匀地淌血，色暗红；毛细血管破裂出血表现为点状缓慢渗血。

## 一、动脉检查

### （一）动脉搏动检查

**1. 动脉搏动异常**　用指腹检查脉率、脉律、紧张度、强度，注意双侧对比、上下对比。动脉搏动异常可分为：正常、减弱、消失、增强。

**2. 检查动脉搏动常用部位**

（1）肱动脉：在肱骨内侧和肘窝内（图5-40）。

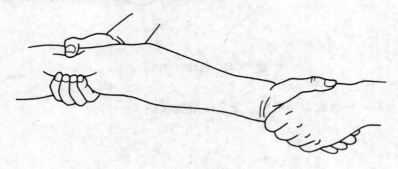

图5-40　肱动脉触诊法

（2）桡动脉：在桡骨远段（图5-41）。

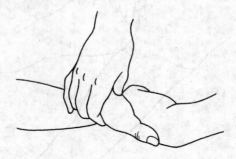

图5-41　桡动脉触诊法

（3）尺动脉：在前臂远段，尺侧腕屈肌外侧（图5-42）。

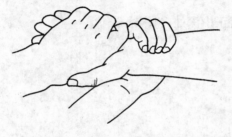

图5-42　尺动脉触诊法

（4）指动脉：在指跟部两侧（图5-43）。

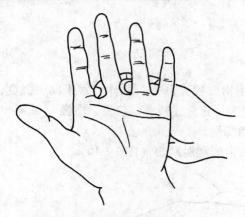

图5-43　指动脉触诊法

（5）股动脉：在腹股沟韧带中点下二横指处（图5-44）。

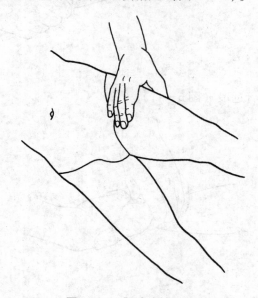

图5-44　股动脉触诊法

（6）腘动脉：在腘窝正中深处（图5-45）。

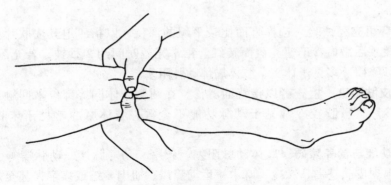

图 5 - 45 腘动脉触诊法

（7）足背动脉：在足背踇长伸肌腱外侧（图 5 - 46）。

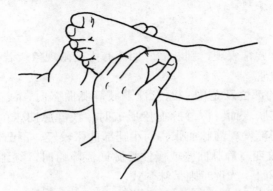

图 5 - 46 足背动脉触诊法

（8）胫后动脉：在内踝后一指宽处（图 5 - 47）。

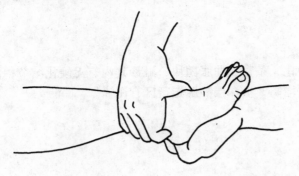

图 5 - 47 胫后动脉触诊法

（9）颈总动脉：在颈动脉三角内。

（二）动脉功能的检查

肢体闭合性骨折、局部固定或牵引治疗时，应检查肢体血液循环、指（趾）端活动等情况。

**1. 微循环再充盈试验**　选择骨面比较平坦的部位，以指压迫其皮肤片刻，使局部皮肤发白，放手后微血管迅速充盈而转红。正常充盈时间约 2 秒钟，若充盈时间延长，提示末梢循环障碍。多见于休克、肢体局部动脉阻塞。

**2. 肢体皮肤温度**　检查者以指背面触诊，在两侧肢体同等部位来回触诊数次，即可知其肢体冷热。患肢较冷常见于动脉功能不全等；肢体厥冷常见于末梢循环衰竭时等。

**3. 肢体功能与营养障碍**　肢体动脉阻塞、狭窄、动静脉瘘、动脉瘤等引起肢体远端缺血，可出现皮肤苍白、厥冷、麻木、运动障碍、肌肉萎缩或痉挛，甚至发生溃疡或坏死等局部缺血症状。

## 二、静脉检查

### （一）静脉视诊

观察局部有无静脉异常表现，判断静脉回流有无受阻现象。若有，则根据发现的异常表现推断受累静脉血管。

**1. 浅表曲张静脉的部位及范围**　原发性下肢静脉曲张时，浅静脉曲张常位于小腿部，曲张成团且凸于皮肤表面。深静脉血栓形成时，浅静脉曲张范围较广泛，常在髋、股外侧和下腹壁、会阴部发现静脉曲张，而小腿部曲张较轻，不凸于皮肤。

**2. 患肢皮肤颜色改变**　静脉曲张或慢性静脉回流障碍时，红细胞外渗致色素沉着，一般从小腿下段内侧开始，严重时则呈袜套式。

**3. 肿胀及水肿**　浅静脉曲张时，该段静脉引流区可见水肿。如髂股静脉阻塞时，大腿部水肿；股静脉阻塞时，膝上水肿；腘静脉阻塞，则水肿至踝部。

**4. 皮肤及皮下组织增厚**　长期水肿刺激可引起纤维组织增生、色素沉着，致该段皮肤呈象皮样。

### （二）静脉触诊

检查静脉有无硬化、条索或曲张团块，触诊其内有无硬化结节；深层静脉阻塞所致肿胀可致软组织张力增高，沿深层静脉走行区有压痛。

# 第六章　影像学及其他检查

## 第一节　影像学检查

### 一、X线检查

X线检查在临床上应用范围较广，在骨科临床上主要用于骨骼系统的形态发育、骨与关节的损伤、骨与关节的感染性疾病、骨肿瘤及其他骨病的诊断及鉴别诊断。其成像的物理基础是物质对 X 线的差别吸收，密度大的物质对 X 线的吸收多，透过少；密度小则吸收少，透过多。以此把密度不同的骨骼与肌肉、脂肪等软组织区分开。

#### （一）透视

主要用于四肢关节骨折与脱位的整复、寻找异物及手术中了解手术进程。因其放射性强容易对患者及医务人员造成损伤，因此受限制使用。

**1. 主要优点**　可转动患者体位，改变方向进行观察，了解器官的动态变化，如心脏搏动及胃肠蠕动等；设备简单，操作方便，费用较低，可立即得出结论等。

**2. 主要缺点**　荧屏亮度较低，对比度及清晰度较差，难于观察密度与厚度差别较少的器官，以及密度与厚度较大的部位。例如头颅、腹部、脊柱、骨盆等部位均不适宜透视。不能留下客观记录，不便于病变的复查与对比。

#### （二）X线摄片

优点是成像清晰，对比度及清晰度较好，可作为客观记录，便于复查对照和会诊。缺点是对功能方面的观察，不及透视方便和直接；较小的病灶或复杂骨骼的病灶由于重叠结构的掩盖，可能难于显示或显示不清，且每张照片仅是一个方位和某一位置瞬间静态影像，为建立立体概念，需摄正侧位片或根据不同结构特点加照斜位片、切线位或轴位片。斜位片多用于头颅、脊柱或手足；切线位多用于轮廓成弧形弯曲的部位，如面部、肋骨、头颅等；轴位常用于颅底、髋骨、髌骨和跟骨等。

**1. 四肢长骨**

**（1）正常表现：**骨干的 X 线片呈密度较低的网状影像。骨干中部皮质较厚，两端较薄。覆盖皮质的骨膜正常不显影；穿过皮质的营养血管沟呈光滑的线样密度减低影像，注意与骨折线区分。干骺端由松质骨构成，软骨位于周围，X 线片上不显影。骨骺板是骨骺与干骺端间的软骨层，显示为带状透亮区，随年龄的增长而变薄，成年后消失并常在该处留下一条密度高的线状影像称为骨骺线。

（2）基本病变表现：X 线片显示可概括为密度、外形、结构、大小的改变等。

①密度改变

密度减低：骨质疏松、骨质软化、骨质破坏。

密度增高：骨质增生硬化、骨膜增生、骨内矿物质的沉积、骨内或软骨的钙化。

②大小改变：由于不同病因，骨骼可以过度生长而增大增粗，或发育延迟而变小变短。

③轮廓改变：骨膜增生可致轮廓凹凸不平或毛糙不整，骨折可致轮廓断裂、凹陷，还有髓腔内某些占位性病变导致的局部轮廓的膨胀性改变。

**2. 关节**

（1）**正常表现**：关节软骨在 X 线片上不显影；每个关节间隙的宽度主要代表关节软骨的厚度，仅一小部分为真正关节间隙。

（2）**基本病变表现**

①关节肿胀：表现为关节周围的软组织肿大，关节周围脂肪层影像模糊。这种改变是各种早期关节炎的共同征象，非特征性表现。

②关节内积液：表现为关节间隙增宽。当关节软骨发生破坏时，增宽现象可被抵消。

③关节破坏：表现为关节间隙变窄。如病变继续进展，可出现关节面及骨端松质骨的破坏，X 线片显示为局部骨小梁模糊、消失，骨密度减低。如关节结核。

④关节退行性改变：表现为间隙变窄，关节肥大，近关节面部骨质密度增高等。

⑤关节强直：可分为骨性强直和纤维性强直，多是慢性关节病患所致。

**3. 脊柱**

（1）**正常表现**：X 线片可见椎体、椎弓、关节突、横突、棘突。

（2）**基本病变表现**：脊椎排列改变，可致脊椎侧弯、驼背等。脊椎形状改变，可致椎体塌陷、椎体楔形变、骨刺和骨桥形成、骨硬化等。

## （三）穿刺及造影检查

**1. 关节及椎管造影** 关节内的滑膜、软骨、半月板、韧带等软组织密度相近，在 X 线平片上缺乏自然对比，可做关节造影。如膝关节造影，用以检查半月板、关节软骨、韧带等有无改变。而椎管造影是采用碘油等造影剂注入椎管内，可显示椎管肿瘤、椎间盘突出和椎管狭窄等。由于 MRI 等仪器的出现及发展，目前临床上已经很少应用。

**2. 血管造影**

（1）**动脉造影**：用于明确血管的丰富程度，常用于手术前检查，防止术中出现危险；鉴别肿瘤和非肿瘤病变，特别是炎症与恶性肿瘤鉴别，能显示肿瘤范围，是否侵及骨骺和附近软组织，以及是否越过关节，从而研究肿瘤来源及类型。

（2）**静脉造影**：了解深浅静脉是否正常，静脉瓣的功能如何，交通支是否正常；

寻找下肢易疲劳、行走或站立时疼痛、下肢肿胀、血管畸形及小腿慢性溃疡的形成原因，以诊断血栓形成或血栓性静脉炎。

## 二、CT 检查

1969 年英国的 Hounsfield 把 X 线与电子计算机集合起来并把影像数字化，首先设计成电子计算机体层成像装置（Computed Tomography，CT）并于 1972 年将此成果在放射学年会上公布。

### （一）特点

**1. 优点** 无创性检查，检查方便、迅速，易为患者接受；密度分辨力很高，能测出各种组织的 CT 值；图像清晰，解剖关系明确；能提供横断面图像、冠状和矢状面图像的重建；可用造影剂增强进行扫描，做定性判断、提高对病变的发现率。

**2. 局限性** CT 是根据正常组织和异常组织对 X 线的衰减值差异作为诊断的依据，如果衰减值无差异，那么再大的肿瘤也无法鉴别。CT 扫描在定性诊断上仍有很大的局限性。只有与其他设备、其他诊断手段相结合，才能更准确地诊断疾病。

### （二）适用范围

1. CT 能清楚显示骨折碎片的类型、移位、压迫神经的情况及血肿的大小。

2. 常用于已知或怀疑有原发性骨肿瘤或骨肿瘤复发者的检查。

3. 对脊椎先天畸形、椎体病变、髓核突出及椎管狭窄的诊断具有特殊价值。

4. 可以计算骨骼中的矿物质含量。

### （三）临床应用

**1. 平扫** 不使用任何造影剂的 CT 扫描方法。

（1）正常表现：腰 3、腰 4、腰 5，骶 1 椎间盘未见膨出或突出征象，硬膜囊及两侧神经根未见受压，硬膜囊前见脂肪间隙存在。两侧腰大肌对称无肿胀。骨窗观察腰 3～骶1 椎体及小关节骨质未见异常。定位片见腰椎生理弯曲存在。

（2）基本病变表现

①椎间盘膨出：椎间盘的边缘均匀地超出相邻椎体的边缘。

②椎间盘突出：椎管外前方或前方出现向后外方或后方脱出的椎间盘，硬膜囊或神经根受压。

③脊柱结核：脊柱骨质破坏，死骨及椎旁脓肿。

**2. 增强扫描** 是向血管内注入水溶性含碘造影剂后再进行扫描，目的是提高病变组织同正常组织的密度差，以显示平扫上未被显示或显示不清的病变；对 CT 平扫存疑的髓外硬膜内肿瘤及一些恶性肿瘤可采用 CT 增强扫描，多呈明显强化表现，有助于诊断。

**3. CT 引导下穿刺**

（1）特点：病理组织学诊断在骨肿瘤治疗中具有至关重要的地位。切开活检虽然能获取足够的组织做出诊断，但有污染周围组织、增加转移机会的危险；CT 引导下穿刺活检术，创伤小、诊断准确率高、并发症少，被临床广泛采用。

（2）应用：选择合适体位，对病变行 CT 扫描，确定病变的穿刺平面，用扫描光标在体表做标记。根据 CT 图像确定最佳进针点和路径。用 CT 监测进针深度，达到理想深度后，拔出活检针以取样，对取出标本进行肉眼观察，并判断是否取到了病变组织及量是否达到要求的量。如果不能肯定为病变组织或量少，应再取标本。一般取 2～4 块送病理检查，部分病例同时送细胞学检查，怀疑化脓性感染的病例要进行细菌培养，怀疑结核的病例同时应行抗酸涂片检查。

**4. CT 造影**　可用于脊髓疾病诊断。

## 三、MRI 检查

MRI（Magnetic Resonance Imaging，MRI）是根据核磁共振原理，通过外加梯度磁场发射出的电磁波能量，利用物质内部不同结构所释放的能量衰减不同的特点，即可得知构成这一物体原子核的位置和种类，据此可以绘制出物体内部的结构图像。

### （一）特点

**1. 优点**　MRI 所获得的图像非常清晰精细，且不使用对人体有害的 X 射线和易引起过敏反应的造影剂，还可对人体各部位多角度、多平面成像，其分辨力高，能更客观、更具体地显示人体内的解剖组织及相邻关系，为明确病变性质提供更丰富的影像信息，对病灶能更好地进行定位、定性，而且软组织结构显示清晰，对中枢神经系统、膀胱、直肠、子宫、阴道、关节、肌肉等检查优于 CT，尤其对早期肿瘤的诊断有很大价值。

**2. 局限性**　很多病变单凭 MRI 影像诊断仍难以确诊；体内留有金属物品者不宜接受 MRI 检查；危重病人不宜做 MRI 检查；妊娠 3 个月内者不推荐 MRI 检查；带有心脏起搏器者不能进行 MRI 检查，也不能靠近 MRI 设备；MRI 设备检查空间较为封闭，易引起患者恐惧；检查所需时间较长。

### （二）适用范围

MRI 检查对骨内感染、肿瘤、外伤的诊断与病变范围，尤其对一些细微的改变，如骨挫伤等有较大价值，关节内软骨、韧带、半月板、滑膜、滑液囊等病变及骨髓病变有较高诊断价值。

### （三）临床应用

**1. 平扫**　常用于脊柱疾病、关节软组织损伤、骨肿瘤、累及松质骨的微小骨折。

**2. 增强扫描**　MRI 增强扫描是经静脉注射造影药物后再行一次 MRI 扫描。造影剂注入静脉后随血液分布到人体各正常或异常组织，各种组织的血液供应量和来源不同，因而造影剂的分布量、增强时间和清除速度有差别。不同组织对含顺磁性物质"钆"造影剂的含量不同，检查的信号强弱程度就不同。常用于骨肿瘤的鉴别诊断。

#### 四、ECT 检查

ECT 又称同位素全身骨扫描，是用放射性核素检测骨组织的形态或代谢。适用于下列情况。

1. 原发性骨肿瘤及骨转移的早期诊断。
2. 骨骼病理组织学检查定位。
3. 骨放疗范围的定位。
4. 淋巴瘤、乳腺癌、肺癌、前列腺癌等肿瘤的术前分期及治疗后的随访。
5. 应力性骨折、缺血性骨坏死等的诊断。

## 第二节 其他检查

#### 一、超声检查

超声扫描是把雷达技术和声呐原理结合而成的超声技术，用来显示人体组织结构。可用于骨科临床检查。如血管病变、血肿定位、软组织肿块、婴儿先天性髋关节脱位等。

#### 二、肌电图检查

肌电图是记录肌纤维兴奋时所产生的动作电位，以此来判断神经肌肉所处的功能状态。肌电图检查可帮助临床区别病变系肌源性或是神经源性。适用于脊髓病变、运动神经根及末梢神经损害、神经肌肉接头处的异常等疾病。

#### 三、体感诱发电位检查

给皮肤或末梢神经以刺激，神经冲动沿传入神经经脊髓、丘脑传入大脑皮层中央后回感觉区，在刺激的对侧头皮相应部位记录到的电活动。体感诱发电位分为皮层诱发电位和脊髓诱发电位。常用于周围神经损伤、神经根病变、脊髓和皮层病变的诊断。

#### 四、骨密度测定

骨密度（Bone Mineral Density，BMD）是指单位体积骨组织内骨矿物质的含量，BMD 能够准确反映骨组织的数量异常，因此 BMD 目前为临床上对于引起 BMD 变化的疾病诊断及治疗效果评价的重要检测指标。多种疾病可以引起 BMD 改变，特别是年龄相关的骨质疏松。骨密度检测的方法也越来越多，从最初的普通 X 线检测，到后来的单光子骨密度测定法（SXA），双能 X 线骨密度测定法（DXA），定量 CT 测定法（QCT）、超声波测定法，以及比较先进的双能 CT 定量法（DEQCT），中子活化分析法（NAA），Compton 散射法定量测量等。适用于诊断或辅助诊断原发性、继发性骨质疏松、钙磷平衡障碍、营养代谢性疾病、结缔组织疾病、肾性骨病等。

## 五、关节镜检查

关节镜检查（Arthroscopy）是应用于关节腔内部检查的一种内镜。关节镜检查可以看到关节内几乎所有的部位，由于图像经过放大，与传统关节切开检查手术相比具有微创和更清晰的视野。也是 20 世纪关节外科的重要成就之一。

经过数十年的发展，关节镜已经成为骨伤科医生常用的重要设备，可以应用于膝、髋、肩、肘、腕、指间关节的检查及手术。

## 六、活体组织检查

活体组织检查（简称活检），是骨科诊断学中重要的组成部分。它是取活体组织，通过显微镜检查进行诊断的方法，对疾病的诊断常具有决定性的意义。临床上常分为穿刺活检及切开活检。凡组织病变不能确定其性质，给治疗和预后带来困难者，都应考虑做活体组织学检查，特别是在骨肿瘤诊断中，活检是最基本的诊断手段。

# 第三节　实验室检查

## 一、血常规检查

血常规检查包括红细胞、白细胞和血小板的检查。诊断和监测贫血的主要指标是红细胞。白细胞包括淋巴细胞、中性粒细胞、单核细胞、嗜酸粒细胞和嗜碱粒细胞，当发生炎症时，机体会制造出更多的白细胞，作为对炎症的一种反应，也是自我保护的一种措施。这时血细胞分析检查中会发现白细胞数明显升高。如果白细胞数低于正常水平，提示身体抵御炎症的能力明显削弱。血小板在血液系统中起着参与止血与促进凝血的作用。

### （一）红细胞（RBC）

【参考值】成年男性：$(4.5 \sim 5.5) \times 10^{12}/L$。成年女性：$(4.0 \sim 5.0) \times 10^{12}/L$。新生儿：$(6.0 \sim 7.0) \times 10^{12}/L$

【临床意义】

**1. 生理性变化**　红细胞增加，常见于新生儿、高原居民。红细胞减少，常见于生理性贫血，如妊娠后期和某些年老者。

**2. 病理性变化**　红细胞增加，常见于脱水造成的血液浓缩；先天性发绀性心脏病和肺心病代偿性红细胞增加；真性红细胞增多症。红细胞减少，常见于病理性贫血，如造血不良，过度破坏和各种原因的失血。

### （二）白细胞（WBC）

【参考值】

**1. 白细胞计数**　成人：$(4.0 \sim 10.0) \times 10^{9}/L$；新生儿：$(15.0 \sim 20.0) \times 10^{9}/L$。

**2. 白细胞分类（DC）**　中性杆状核粒细胞：$1\% \sim 5\%$；中性分叶核粒细胞：

50% ~70%；嗜酸性粒细胞：0.5% ~5%；嗜碱粒性细胞：0% ~1%；淋巴细胞：20% ~40%；单核细胞：3% ~8%。

【临床意义】

**1. 中性粒细胞** 中性粒细胞占白细胞总数的50% ~70%，临床上大多数白细胞的总数变化实际反应的是中性粒细胞的增高或降低。①生理性变化：一般为增多，见于新生儿和妊娠晚期。②病理性变化：中性粒细胞增加，常见于急性感染、急性创伤、急性大出血、急性中毒和白血病。中性粒细胞减少，常见于某些感染（如伤寒或某些病毒感染）、再生障碍性贫血、某些理化因素的损害、自身免疫性疾病、脾功能亢进等。

**2. 淋巴细胞** 淋巴细胞增多，常见于某些急性传染病如风疹、腮腺炎、百日咳等，某些慢性感染如结核、肾移植术后、淋巴细胞性白血病。淋巴细胞减少，主要见于放射病、应用肾上腺皮质激素等。

**3. 嗜酸性粒细胞** 嗜酸性粒细胞增多，常见于过敏性疾病、寄生虫病、慢性粒细胞性白血病。嗜酸性粒细胞减少，常见于伤寒和副伤寒、术后、应用肾上腺皮质激素。

**4. 嗜碱性粒细胞** 嗜碱性粒细胞增多，可见于慢性粒细胞性白血病、真性红细胞增多症等。

**5. 单核细胞** 单核细胞增多，常见于某些感染（结核、伤寒、疟疾、心内膜炎）、某些血液病（单核细胞白血病、霍奇金病）、急性传染病的恢复期。

### （三）血小板（PLT）

【参考值】（100 ~300） ×10⁹/L。

【临床意义】血小板增多，常见于骨髓增生性疾病、原发性血小板增多症、大出血和术后、脾切除术后（一时性）。血小板减少，常见于血小板生成障碍，如白血病和再障、血小板破坏过度，如特发性血小板减少性紫癜（ITP）、脾功能亢进、系统性红斑狼疮（SLE）、血小板消耗过多。

## 二、血钙检查

血液中的钙几乎全部存在于血浆中，所以血钙主要指血浆钙。在机体多种因素的调节和控制下，血钙浓度比较稳定。血钙以离子钙和结合钙两种形式存在，各占约50%。其中结合钙绝大部分是与血浆清蛋白结合，小部分与柠檬酸、重碳酸盐等结合。血浆钙中只有离子钙直接起生理作用。

【参考值】血浆总钙：2.25 ~2.75mmol/L。离子钙：0.94 ~1.26mmol/L。

【临床意义】

### （一）血浆钙升高

高血钙症相对少见，引起血钙增加的原因主要有：小肠吸收作用增加，溶骨作用增强，以及肾对钙的吸收增加等。可见于下述情况：

1. 原发性甲状旁腺功能亢进，产生过多的甲状旁腺素，多见于甲状旁腺腺瘤。X线检查可见骨质疏松等情况。

2. 甲状旁腺素异位分泌。某些恶性肿瘤可以分泌甲状旁腺素，如肺癌、肾癌等，但在此情况下如未发现原发癌灶，则很难诊断。

3. 恶性肿瘤骨转移是引起血钙升高最常见的原因。多发性骨髓瘤、乳腺癌及肺癌等伴有骨转移时常有大量骨质破坏，而肾脏和肠道又不能及时清除过多的钙，遂引起高血钙。

4. 维生素 D 中毒多因治疗甲状旁腺功能低下或预防佝偻病，长期大量服用维生素 D 引起。

5. 此外，高血钙还可见于类肉瘤病、肾上腺功能不全、急性肾功能不全、酸中毒、脱水等情况。

### （二）血浆钙降低

低血钙症临床上较多见，婴幼儿尤为多见。

**1. 甲状旁腺功能低下**　可见于原发性甲状旁腺功能低下、甲状腺切除术或放射性治疗甲状腺癌时伤及甲状旁腺等情况。血钙降低时，血磷可增高。

**2. 维生素缺 D 缺乏**　常见原因有食物中维生素 D 缺乏，阳光照射少，消化系统疾患导致维生素 D 缺乏。维生素 D 缺乏时，钙、磷经肠道吸收少，导致血钙、血磷降低。而血钙下降引起甲状旁腺功能继发性亢进，这样虽能使血钙维持在近于正常水平，但磷大量从肾排出，引起血磷下降，并使得钙、磷乘积下降。

**3. 新生儿低血钙症**　是新生儿时期常见的惊厥原因之一，多发生于生后一周内。

**4. 长期低钙饮食或吸收不良**　严重脂肪泻时，食物中的钙与未吸收的脂肪酸结合，生成钙皂，排出体外，造成低钙。

**5. 血 pH 可影响血钙浓度**　碱中毒 pH 升高时，血清离子钙结合能力增强，虽然总钙不变，但离子钙下降是碱中毒时产生手足抽搐的主要原因。如酸中毒，pH 下降，离子钙浓度可相对增加。

**6. 其他**　严重肝病、慢性肾病、尿毒症、远曲小管性酸中毒等血清离子钙可下降，血浆蛋白减低时可使结合钙降低。

### 三、血磷检查

血磷主要是指血中的无机磷，它以无机磷酸盐的形式存在，如 $Na_2HPO_4$、$NaH_2PO_4$、$CaHPO_4$、$MgHPO_4$ 等。血浆中钙与磷的浓度保持着一定的数量关系，二者浓度的乘积是一个常数。临床上为了方便，常用经验式计算。正常人按经验式应为：[Ca] × [P] = 2.5 ~ 3.5。

【参考值】0.97 ~ 1.61mmol/L

【临床意义】

### （一）血清无机磷升高

**1. 甲状旁腺功能减退**　可见于原发性甲状旁腺功能减退、继发性甲状旁腺功能减退（如甲状腺切除术不慎累及甲状旁腺），以及假性甲状旁腺功能低下。

**2. 慢性肾功能不全**　肾小球滤过率下降，肾排磷量减少，血磷上升，血钙降低。

**3. 维生素 D 中毒** 由于活性维生素 D 促进溶骨，并促进小肠对钙、磷的吸收，以及肾对磷的重吸收，因此维生素 D 中毒时伴有高血磷。

**4. 其他** 血磷升高还可见于甲状腺功能亢进、肢端肥大症、严重急性病、酮症酸中毒、乳酸酸中毒、饥饿等情况。

## （二）血清无机磷降低

1. 原发性或继发性甲状旁腺功能亢进都可使尿中无机磷排泄增加，造成低血磷。

2. 维生素 D 缺乏可使小肠磷吸收降低，尿排磷增加，导致低血磷，可见于佝偻病、软骨病等。

3. 肾小管病变，如 Fanconi 综合征，肾小管重吸收功能障碍，尿磷排泄量增加，血磷下降。

## 四、维生素 D 检查

维生素 D 是类固醇的衍生物，又可分为维生素 $D_2$ 和维生素 $D_3$。维生素 $D_2$ 多含于植物性食物中，它是由植物的麦角固醇经阳光照射而合成的，维生素 $D_3$ 可由人体皮肤和脂肪组织在 7 - 脱氢胆固醇经过阳光照射合成。

【参考值】26 ~ 65ng/L。

【临床意义】维生素 D 缺乏又称维生素 D 缺乏性佝偻病。常见于婴幼儿，多见于膳食中缺乏维生素 D，或者是人体缺乏阳光的照射。由于体内维生素 D 不足而引起钙、磷代谢障碍，钙盐不能正常地沉积于骨骼的生长部分，以致出现生长骨发生病变为特征的一种慢性营养性疾病，称为佝偻病。如果该病发生于成人，则出现发育成熟骨骼的钙化不全，称为骨软化症。

## 五、降钙素检查

降钙素由甲状腺滤泡旁细胞分泌的多肽类激素，它与甲状旁腺素有相互拮抗的作用。当血钙增高时抑制甲状旁腺素分泌，降钙素受刺激而升高，钙移向骨质使血钙降低；当血钙降低时甲状旁腺分泌亢进，并抑制降钙素释放，钙自骨移向血液，使血钙升高。

【参考值】男性：0 ~ 14ng/L。女性：0 ~ 28ng/L。

【临床意义】降钙素升高，常见于甲状旁腺功能亢进、慢性炎症、孕妇、正常儿童、血胃泌素过多、肾衰、泌尿系感染、急性肺损伤，以及恶性肿瘤等。降钙素降低，常见于甲状腺先天发育不全、甲状腺全切病人、妇女停经以后、低血钙、老年性骨质疏松等。

## 六、甲状旁腺激素检查

甲状旁腺激素是甲状旁腺主细胞分泌的碱性单链多肽类激素。它的主要功能是调节体内钙和磷的代谢，促使血钙水平升高，血磷水平下降。甲状旁腺激素能使破骨细胞活性和数目增加，增高血钙；抑制肾小管对磷的吸收，促进肠钙、磷的吸收。

【参考值】放射免疫法：氨基端（活性端）230～630ng/L；羧基端（无活性端）430～1860ng/L。免疫化学荧光法：1～10pmol/L。

【临床意义】增高：常见于假性甲状旁腺功能减退、原发性甲状旁腺功能亢进、异位性甲状旁腺功能亢进、继发于肾病的甲状旁腺功能亢进。减低：常见于甲状腺手术切除所致的甲状旁腺功能减退症、肾功能衰竭和甲状腺功能亢进所致的非甲状旁腺性高血钙症。

## 七、结核菌素试验

结核菌素试验（PPD 试验）是用于诊断结核菌感染所致 IV 型超敏反应的皮肤试验。结核菌素皮肤反应是迟发型细胞超敏反应。它是抗原（结核菌或卡介苗）进入机体使机体的免疫 T 淋巴细胞致敏，并大量分化增殖。当已致敏的机体再次遭受到抗原入侵时，致敏淋巴细胞就会与之结合，引起变态反应性炎症。表现在结核菌素注射部位形成硬结，甚至发生水泡、坏死。对诊断活动性结核病和测定机体细胞免疫功能有参考意义。

【参考值】在左前臂屈侧做皮内注射，经 48～72 小时测量皮肤硬结直径，如小于 5mm 为阴性，5～9mm 为弱阳性（提示结核菌感染或非结核性分枝杆菌感染），10～19mm 为阳性反应，20mm 以上或局部发生水泡和淋巴管炎为强阳性反应。

【临床意义】阳性：仅表示结核感染，并不一定患病。阴性：除提示没有结核菌感染外，还见于以下情况：结核菌感染后需 4～8 周有变态反应充分建立；在这变态反应前期，结核菌素试验可为阴性。在应用糖皮质激素等免疫抑制剂者，或营养不良及麻疹、百日咳等病人，结核菌素反应也可暂时消失。其他如淋巴细胞免疫系统缺陷（如淋巴瘤、白血病、结节病、艾滋病等）病人和老年人的结核菌素反应也常为阴性。

## 八、红细胞沉降率检查

红细胞沉降率（ESR）是指红细胞在一定条件下沉降的速率，简称血沉。它受多种因素影响：①血浆中各种蛋白的比例改变，如血浆中纤维蛋白原或球蛋白增加或清蛋白减少；②红细胞数量和形状：红细胞减少时血沉加快，球形红细胞增多血沉减慢。

【参考值】男性：0～15mm/1h 末；女性：0～20mm/1h 末。

【临床意义】血沉增快临床见于：

**1. 生理性增快**　12 岁以下的儿童、60 岁以上的高龄者、妇女月经期、妊娠 3 个月以上血沉可加快，其增快可能与生理性贫血或纤维蛋白原含量增加有关。

**2. 病理性增快**

（1）各种炎症性疾病：急性细菌性炎症时，炎症发生后 2～3 天即可见血沉增快。风湿热、结核病时，因纤维蛋白原及免疫球蛋白增加，血沉明显加快。

（2）组织损伤及坏死：如急性心肌梗死时血沉增快，而心绞痛时则无改变。

（3）恶性肿瘤：增长迅速的恶性肿瘤血沉增快，可能与肿瘤细胞分泌糖蛋白（属球蛋白）、肿瘤组织坏死、继发感染或贫血等因素有关。

## 九、C–反应蛋白测定

C–反应蛋白（CRP）是一种由肝脏合成的，在钙离子存在情况下可与菌体多糖C反应而产生沉淀的蛋白质，广泛存在于各类感染初期及炎症反应患者血清和其他体液中。

【参考值】定性：免疫比浊法为阴性。定量：正常参考值≤10mg/L。

【临床意义】CRP是急性时相反应极灵敏的指标。CRP升高见于化脓性感染、组织坏死（心肌梗死、严重创伤、大手术、烧伤等）、恶性肿瘤、结缔组织病、器官移植急性排斥等，且有助于早期诊断。鉴别细菌性或非细菌性感染：前者CRP升高，后者不升高；鉴别风湿热活动期和稳定期：前者升高，后者不升高；鉴别器质性和功能性疾病：前者升高，后者不升高。但是，孕妇含量较高。

## 十、类风湿因子检查

类风湿因子（RF）是变性IgG刺激机体产生的一种自身抗体，多出现于类风湿关节炎患者血清和关节液内。通常为IgM型。

【参考值】乳胶凝集法、血清稀释率低于1:10，速率比值法<30U/L

【临床意义】类风湿性疾病时，RF的阳性率可高达70%~90%，类风湿关节炎的阳性率为70%。IgG型与患者的滑膜炎、血管炎和关节外症状有关，IgM型与IgA型的效价与病情有关，与骨质破坏有关。

## 十一、血清抗链球菌溶血素"O"试验

血清抗链球菌溶血素"O"试验（ASO），溶血素"O"是A群溶血性链球菌产生的具有溶血活性的代谢产物，相应抗体称抗链球菌溶血素"O"。

【参考值】乳胶凝集法（LAT）阴性。

【临床意义】阳性表示病人近期内有A群溶血性链球菌感染，常见于活动性风湿热、风湿性关节炎、风湿性心肌炎、急性肾小球肾炎、急性上呼吸道感染、皮肤和软组织的感染等。

## 十二、碱性磷酸酶检查

碱性磷酸酶（ALP）是在碱性环境中能水解磷酸酯产生磷酸。ALP主要分布在肝脏、骨骼、肾、小肠及胎盘中，血清中ALP以游离的形式存在，极少量与脂蛋白、免疫球蛋白形成复合物。由于血清中大部分ALP来源于肝脏与骨骼，因此常作为肝脏疾病的检查指标之一。胆道疾病时可能由于ALP生成增加而排泄减少，从而引起血清中ALP升高。

【参考值】磷酸对硝基苯酚速率法（30℃）：成人40~110U/L，儿童<250U/L。

【临床意义】

**1. 肝胆系统疾病** 各种肝内、外胆管阻塞性疾病，如胰头癌、胆道结石引起的胆管阻塞、原发性胆汁性肝硬化、肝内胆汁淤积等，ALP明显升高，且与血清胆红素升高相平行；累及肝实质细胞的肝胆疾病，如肝炎、肝硬化ALP轻度升高。

**2. 黄疸的鉴别诊断**　ALP 和血清胆红素、转氨酶同时测定有助于黄疸鉴别诊断。①胆汁淤积性黄疸：ALP 和血清胆红素明显升高，转氨酶仅轻度增高；②肝细胞性黄疸：血清胆红素中等度增加，转氨酶活性很高，ALP 正常或稍高；③肝内局限性胆道阻塞（如原发性肝癌、转移性肝癌、肝脓肿等）：ALP 明显增高，ALT 无明显增高，血清胆红素大多正常。

**3. 骨骼疾病**　如纤维性骨炎、佝偻病、骨软化症、成骨细胞瘤及骨折愈合期，血清 ALP 升高。

**4. 其他**　生长中儿童、妊娠中晚期血清 ALP 生理性增高。

## 十三、尿酸检查

尿酸（UA）是嘌呤代谢的终产物，为三氧基嘌呤，其醇式呈弱酸性。正常情况下，体内的尿酸大约有 1200mg，每天新生成约 600mg，同时排泄掉 600mg，处于平衡状态。体内 2/3 尿酸经肾脏随尿液排出体外，1/3 通过粪便和汗液排出。尿酸因溶解度较小，体内过多时可形成尿路结石或痛风。

【参考值】磷钨酸还原法：男：149～416μmol/L，女：89～357μmo1/L。

【临床意义】

1. 血尿酸增高主要见于痛风，但少数痛风患者在痛风发作时血尿酸测定正常。血尿酸增高无痛风发作者为高尿酸血症。

2. 在细胞增殖周期快、核酸分解代谢增加时，血清尿酸值常见增高。如白血病及其他恶性肿瘤、多发性骨髓瘤、真性红细胞增多症等。肿瘤化疗后血尿酸升高更明显。

3. 在肾功能减退时，常伴有血清尿酸增高。可见于肾脏疾病如急慢性肾炎，其他肾脏疾病的晚期如肾结核、肾盂肾炎、肾盂积水等。

# 第七章  中医骨伤研究基础

随着我国经济的发展、人们生活方式的变化、人口结构的老龄化，骨伤科疾病谱随之也出现了变化，这成为中医骨伤科研究的新问题。中医骨伤科研究的方法是以中医药理论为指导，借助循证医学的标准和方法，结合现代科学技术，形成的具有中医特色的内伤外损、理筋整骨等理论，以指导临床的诊疗与康复。

## 第一节  科研选题

科研选题一般要根据选题的原则、程序，来确定研究的具体科学技术问题。第一步是选择、确立所要研究的题目，作为整个科研工作的起点，是贯穿于整个研究工作的主体思想、指导研究各项设计安排的主线。爱因斯坦曾指出："提出一个问题往往比解决一个问题更重要。"选择好的科研题目，确定主攻方向是科学研究工作中具有战略意义的首要问题，科研选题的恰当与否，对课题的中标及课题研究工作的实验进展都将产生直接影响。骨伤科研究既要着眼于临床诊疗、关注目前诊断和防治效果不理想的骨伤科疾病，又要根据科研条件、技术力量等实际情况，恰当选择课题。

### 一、基本原则

#### （一）中医特色

中医药学的认识核心是整体观念、辨证论治及"天人合一"，这在健康观念不断更新、医学模式不断转变的当今，其优势尤为突出，特色也十分鲜明。因此，中医骨伤科学实验研究要坚持中医特色，坚持在中医理论指导下，合理利用现代科学技术，立足于多学科间的相互渗透，通过实验研究进一步提高中医药对骨伤科疾病的防治水平。

#### （二）科学性

选题的科学性，是指选题要建立在严谨的科学依据上。以事实为基础，要同已有的科学理论、科学规律及定律相一致，要根据自然科学的基本原则，不能只靠个人的主观臆想或者凭空猜想。骨伤科研究目前大部分基于既往的临床实践经验，因此必须在保证选题方向正确、合理、科学的基础上开展研究工作。

### （三）创新性

创新性是指所选课题具有先进性和新颖性，也是科研选题的基本原则。作为理论和基础研究课题，要求有新见解、新发现、得出新结论；作为应用研究课题，则要求发明新技术、新材料、新工艺、新产品，或是将原有技术应用推广于新领域。

### （四）可行性

可行性是指选题实施的可行性，要慎重考虑主客观条件，从实际出发，量力而行。主观上要求正确评价"人"的因素，即申请者的知识结构与水平、研究能力及个人素质，课题组成员知识和技术结构合理；客观上要正确评价是否具备研究条件，这方面主要指动物供应、技术手段、情报文献、临床资料、研究时间、经费支持及协作条件等。

### （五）需要性

需要性是指从社会需求的实际需要出发，选择医疗卫生保健事业之中具有重要意义以及迫切需要解决的关键问题进行研究。例如，由于当前我国步入老龄化社会，同时工作人群长期高强度的工作与学习压力，导致的骨质疏松症、骨关节炎、椎间盘病变等"慢性筋骨病"已经成为严重危害国民身体健康、影响生活质量的重大疾病，中医药防治该类疾病的研究十分迫切，因此近年来成为重点研究方向。

### （六）效益性

医学科研的目的在于社会发展和人类健康，因此应把科研的社会与经济效益放在同样重要位置。作为中医药的科研成果应该可以对社会和国民经济建设及中医理论发展、医疗工作、教学工作等诸多方面产生效益，在体现社会效益基础上，考虑经济效益。

## 二、基本程序

任何一个科研课题的确立，都需要经过"提出问题、查阅文献、建立假说、确定题目"的基本程度。

### （一）提出问题

提出问题是科研选题的起始环节。在日常的医疗、教学、科研实践活动中，通常会遇到一些目前的科学理论，以及科学技术无法解释甚至无法解决的现象和问题，其实这就是科研选题的土壤，然而要提出一个有意义的科研选题却并不是一件容易的事情。根据社会需要及个人学识专长，"做生活的有心人"，细心观察事物的变化以及差异，善于思考，谨慎分析，发现问题，提出问题，并逐步形成初始构想。能否正确的提出问题，往往在于问题能否解决及解决的难易和优劣。

## （二）查阅文献

初始构想仅仅局限于研究者对问题的一个粗浅和局限的认识，而把这种初始构想完善、系统化就必须通过查阅文献资料。因此，在提出问题后，要带着问题或初始构想查阅复习有关文献资料，了解前人的研究情况，了解目前的进展动向及存在的问题。在资料综合分析的基础上，再对问题发生的原因及解决问题的方法提出设想，建立假说。

## （三）建立假说

围绕初始构想，经过文献检索，在理论上对所研究的问题进行合理、充分的解释，这种有待证实的理论认识称为建立假说。"假说"就是根据一定的科学事实和科学理论，对所研究的问题提出的假定性说明或试探性解释。科学假说是科学理论形成及发展的中间环节，是医学科研的重要内容，也是科技创新的源泉，因此假说的建立在科研选题中具有重要意义。

**1. 建立科学假说的条件**

（1）符合自然科学的基本原理。

（2）基于以往的科学资料。

（3）具有个人的实践经验。

**2. 科学假说的特性**

（1）*来源的科学性*：科学假说往往建立在事实资料和科学推理的基础上，具有事实和科学理论的基础，同时也和已知的科学理论和基本事实相符合。

（2）*说明的预测性*：尽管假说以事实为依据，是通过科学思维做出的推想，但这种推想往往只是一个推测性的想法，尚不能达到确切可靠的认识，因而有待于进一步通过科学实验来检验或证实，具有一定假定性。假说形式在许多情况之下是多元的，其意义也是相对的。

（3）*解释的系统性*：假说并不单纯需要事实依据，同时还应当能够说明和解释已有的现象，不仅能够解释说明以往理论、事实和现象，也能解释以往理论不能说明的事实和现象。假说能够揭示的范围越大，表明假说反映客观规律的程度越高。中医骨伤科是临床学科，其假说应以解释临床现象、病理特征、治则治法、预后转归为主要内涵。

（4）*结论的可验证性*：假说的科学价值在于可被重复和验证。一个好的假说应当是可以重复和验证的，重复和验证的越多，科学价值越大，越接近理论范畴。

## （四）确定题目

在科学假说建立后，围绕这一假说应当进行科学构思，集思广益，以确定题目。一个好的科研题目应当具有新颖、简明、醒目、高度概括等特点。科研题目往往是反映研究内容的画龙点睛之笔，字数虽然不多，但直接或间接的反映出了处理因素、研究对象及试验效应3大要素，并含蓄体现假说内容。

### 三、注意事项

#### （一）选题思路清晰

要根据具体情况和要求量力而行，目标、任务要明确，选题范围不应片面追求"大而全"，选题思路要清晰明确。

#### （二）突出中医药特色

突出中医特色，力求增加选题的准确性。如"肝主筋""肾主骨"等中医骨伤科经典理论的特色鲜明，临床应用相对广泛，同时也是骨伤科实验研究中长期值得研究的课题。

#### （三）多从差异入手

外部现象的差异通常是事物内部矛盾的反映。从量变到质变的观点来看，当两类事物间某现象的差异达到一定程度时，就会产生质变，针对事物的特征与区别进行比较时，应先从差异入手。日常工作之中首先要注意观察以往没有观察到的现象，发现以往没有发现的问题。抓住这些线索，也就抓住了科研题目。

#### （四）横向联系

科学是有结构的，从宏观到微观分为许多层次，不同的层次又依次分为许多学科，学科之间纵横交叉、互相渗透。科研选题要重视学科之间的横向联系，从学科交叉点选题，针对相关学科或相关领域的新成果、新技术、新方法进行借鉴移植，以便于为本学科服务。

#### （五）从工作中捕捉信息

要善于从前期工作中挖掘题材，捕捉信息，并在此基础上进一步深入探讨。这种选题工作基础厚实，目的明确，中标和成功的可能性都比较大，是科研选题中较为常用的一种方法和思路。

## 第二节　临床科研设计要素及原则

根据所选定的课题，提出针对性的科学假设，根据研究课题的性质，例如病因、诊断、防治或预后的研究，结合研究的实际情况选择最佳可行的设计方案，是骨伤科科研课题设计方案的重要基础，下列设计的要素均须提前设定。

### 一、设计要素

**1. 研究对象的选择**　临床科研的对象是患者，可来自医院，也可来自于社区，可以是临床期的患者，也可以包括临床早期或不典型患者；对于研究对象的选定，必须有诊断标准；为了确保研究对象相对的可比性，避免临床因素过于复杂，干扰比对结果，还应当设计纳入标准及排除标准。

**2. 试验的设计** 研究的试验干预措施或药物应当具备创新性、有效性和安全性，避免盲目性甚至不必要的重复试验，以及因此而造成的人、财、物浪费。

**3. 设立对照组** 通常情况下临床研究试验都应当设立对照组。在相同条件下，通过对试验组和对照组来进行比较，方能得出较为客观的结论。属于前瞻性的干预性的临床试验，对象的分组应当使用随机法，以避免人为选择性偏倚。

**4. 确定试验观察的期间要合适** 临床试验观察期间往往要根据试验终点的设计指标而定，如终点指标是痊愈、死亡、有效、无效等，根据大多数试验对象预期达到终点需要的时间即定为试验观察期间，它的确定需要有生物学及临床预试验依据。观察过短容易导致假阴性结论，过长可能会导致资源的浪费；如果试验所设计的样本量较大，观测期较长，则可以在样本量趋于半数时，视情况做试验中期效果分析，如呈现最低的显著性效果差异水平时，可适时考虑提前结题。

**5. 注意盲法的合理应用** 对研究观测指标盲法测量及对治疗措施盲法实施，以避免测量性偏倚，干扰研究测试的真实性。

**6. 防止混杂因素对研究的影响** 设计时常采取研究对象分组时的配对，如性别或年龄的配对，以消除年龄或性别对观测指标的混杂性影响。此外，在资料分析的时候，也可以进行分层统计处理。

**7. 限制机遇因素对研究结果造成假阳性或假阴性的影响** 如果原假设为真时，否定原假设，则发生"弃真"，称为 I 类错误，概率为 $\alpha$。如果在原假设为假时，未能否定原假设，则发生"存伪"，称为 II 类错误，概率为 $\beta$。在设计中常限制 $\alpha$ 不超过 5%；$\beta$ 一般以 10%（power $=1-0.1=0.9$）为宜。

**8. 正确地应用统计学分析方法** 在研究设计中，根据干预性措施所产生的预期效应及其相关资料，考虑正确地采用有关统计学的分析方法。临床研究的资料有定量的、定性的，也有等级的；有配对的，有非配对的；有的研究结果需要多组比较，有的仅两组间结果相比较；有需要做单因素分析，有的需要做多因素分析。总之，不同的研究资料，在研究设计阶段，要考虑采用不同的统计学方法，以利于试验结束时资料的分析比较和评价，这也是研究质量的重要保证。

## 二、基本原则

科研设计的原则可归纳为 3 条，即随机化原则、设立对照组原则、盲法原则。设计原则最主要的目的是为了在研究中避免各种已知或者未知的偏倚因素对试验产生干扰，从而保证研究的结果及结论更加真实可靠，经得起实践的检验。这些原则在科研设计中实施方法如下：

### （一）随机化原则

随机化方法及其隐匿性为临床科研设计的第一原则，它的重要意义体现在于以下几个方面：第一，通过随机化进行分组，可以让研究对象中若干重要临床特征在组间相对均衡，继而增加可比性；同时可能存在的有关混杂影响干扰因素，可以因为随机分组和组间平衡而被消除，更利于获得真实的结果。第二，可以防止研究者主观任意性对试验的干扰，以及由此而发生在研究工作中的测量性偏倚或选择性偏倚，从而有利于获得真实的研究结果。具体方法如下：

**1. 随机抽样**　在被研究的目标人群当中，不需要把全部符合要求的患者都纳入到课题中进行研究。一般按照设计的方案，选取一定数量的患者做研究对象。为了使目标人群中所有的合格研究对象都有同等被选择的机会，同时要避免出现选择性的偏倚，使所抽取的样本能够反映总体特征，具有代表性，达到预期的试验目的，通常采用随机抽样的方法。

**2. 随机分组**　把随机抽样所得到的样本采用随机分组的方法，使其具有相等的概率进入到"试验组"或者"对照组"，进而接受相应的试验，尤其是被分层后的研究对象的随机分组，能够使组间已知的或者未知的影响因素基本达到一致，增强各组之间的可比性。运用随机化原则，重点是为了防止在研究对象的选择或是分组分配时，受到人为的主观因素干扰，其中包括研究者及被研究者两个方面的人为干扰。所以，随机化既不是"随意化"，更不是"随便化"。

**3. 随机化方法**　应用随机法时，常用有两种方法。一种是单个个体，以单个患者作为随机化单位，通常临床试验中的大多数如此。或者在目标人群当中随机抽出若干个合格者作为研究对象，并且用随机分配的方法将其一个一个地分配到各自的试验组中去，以接受试验或者对照处理。另一种是群体单位，以一个特殊的群体作为随机化的单位，而不是单个个体，比如：一个小组、一个家庭、一个工厂或一个社区作为随机抽样或者随机分组的一个独立单位，而各群体单位当中符合临床研究设计要求的成员，全部都为被研究观察的对象。常用群体单位的随机化方法有以下几种：

（1）简单随机法：简单随机法有抽签、计算器随机分配法、用电子计算机随机分配法或随机数字表法等。

（2）随机数字表法：在临床上的随机对照试验中，通常样本量不大，并且只在一个研究单位当中进行研究时，选用随机数字表法。具体的操作方法为，应用"随机数字表"中的任一行或者列当中的数字，按照表内的顺序进行排列（例如：1～10；11～20……）同时与临床上入组的各研究对象，按照先后顺序的序号（例如：1～10；11～20……）相匹配，然后查看各研究对象所匹配的相应随机数字是奇数或偶数。

（3）计算机随机分配法：现在国内或国际上所开展的大型多中心的随机对照试验，都是由研究中心进行计算机控制随机分组的，并且能确保随机分组的质量。

（4）分层随机分配法：在临床上随机对照试验通常多为中、小样本量的试验。为了保证试验组间样本在数量上的一致、尽可能消除影响干预治疗结果的试验外干扰因素、增强各组间基线的可比性，在随机分配样本时，通常采用分层随机分配法。经过分层后的随机分配样本，在主要的分层因素的分布上达到了基线状态的平衡水平，并且增强了可比性。那么对于分层及分层因素应该如何选择呢？

分层及分层因素的选择应遵循以下原则：第一，选择可能影响临床试验结果的主要因素，例如年龄、性别等；第二，选择可能影响被研究疾病的危险因素或者预后因素，例如冠心病发病，以及影响预后的高血压、糖尿病、高胆固醇血症等；第三，分层因素要尽可能选择最主要的，同时限制最小化。如果试验组中分层过多，则可使样本的离散度过大，从而有可能导致最后分组困难的局面。但是任何研究试验的结果，在分层分析时绝不能纳入过多的因素进行过量的分析，不然会导致不恰当的结论。

（5）系统随机抽样法：系统随机抽样法是针对大量的研究个体或者组群单位的，需要抽样调查总体量中的一部分（如10%或20%），并以抽样样本量的状况作为总体相关状况的代表。该法既可以用于相关疾病流行病学的患病率、死亡率及其危险因素的调查，也可以用于其他非卫生专业的有关公共事业事物现况的抽样调查等。

（二）对照原则

第一，干预措施或药物的疗效，在临床研究或者医疗实践中，只有通过若干互相比较的观察分析、研究后才能得出利弊的结论。因此没有确切的对照比较是不能轻易下结论的。

第二，临床上患者因病情轻重不同，对治疗的反应也不同，会受到诸如生理、病理、心理及社会等因素的综合影响，即使是同一治疗药物及措施，它的客观疗效通常也有差异。所以，在临床试验当中，为了求得不同干预措施的真实结果之间的差异度，对于所有受试者（患者）在设置对照组及试验组的时候，各组间患者的临床特征也需要相对均衡，且不具有统计学显著性的差异。

第三，临床试验中在设置对照组进行观察研究时，除了干预措施或者试验药物这唯一的研究因素不同之外，其他所有与治疗相关的因素及环境条件，都要求试验组与对照组保持一致，至少要达到没有显著性的差异。

在现代的临床医学研究设计当中，务必要依据课题的研究性质来设计对照组。在设计对照组时，依据临床试验设计方案的类别与临床研究课题的研究性质，可采取不同的适合于该课题的对照形式。如，按照临床研究设计方案设立同期随机对照、前后对照和交叉对照、配对对照、非随机对照和历史对照；按照干预措施的性质设立安慰剂对照和有效对照。

（三）盲法原则

盲法是指观测执行者与受试者都不知道其接受试验的组别及干预措施的具体内容，目的是为了反映的或者观测记录到的临床现象与资料，以及分析产生的结果都不受主观意愿的左右，能够记录到客观且真实的情况，从而保证研究结果的真实可靠性。

盲法绝非"盲目"地进行临床试验研究，是在伦理学的规范化前提下，设计出的盲法临床试验，是由一系列的原则及具体执行方法学所决定的。所以，一旦呈现出某种异常治疗的反应，经过试验专家组的讨论、审核并且证实后，为了受试者自身的利益是可以"破盲"的，甚至也可能终止整个临床试验研究。

**1. 随机双盲法**　一般的随机化分组的临床试验组当中，一是试验组，一是对照组，而在实施双盲法的随机对照试验当中，研究的执行者与受试的研究对象双方均不知道谁属于治疗组，谁属于对照组，当然更不知道自己所接受的试验药物到底是治疗试验的药物还是对照剂，因而称为随机双盲对照试验。

在执行双盲法的临床试验设计时，应当注意以下事项。

（1）破盲：在设计中应该有科学严密的管理执行制度与可行的操作方法，对于全部受试对象应当执行严格的、规范化的观察与真实记录，特别要注意试验药物的不良反应，反应严重者需要进行"破盲"。

（2）匹配：如果试验药物与对照药物，从药物本身的要求上有不同用法的时候，除了两种制剂的外观保持一致以外，还要做一种与试验制剂一样的安慰剂来匹配，以保证"双盲"的正常进行。

（3）模拟：当试验制剂和对照制剂本身很难保持一致的时候，为了保证"双盲"，可以采用"双盲双模拟法"，例如：

试验组：试验制剂药物（片剂）＋对照安慰液体制剂药物。

对照组：对照制剂药物（液体）＋试验安慰片剂药物。

无论是片剂、液体制剂、外观色泽等，两组都要求没有差别，以保证盲法，在临床执行中应当编号以防止混淆误用。

（4）监督检查：严格进行监督检查制，定期实施检查回报制，以保障"双盲"的顺利执行。

**2. 单盲法**

受试的研究对象处于盲态，其既不知归属何组（治疗组或者对照组），也不知道所用的药物（治疗药物或者对照药物），但是研究人员不处于盲态，称为单盲试验。

单盲试验简单易行，由于研究人员知情，故而利于进行应对处理，尤其对于可预知的某种试验药物的不良反应，更利于早期发现与及时处理，具有维护受试对象的安全性等优点。但是，单盲最大缺点是研究人员通常期望新试验的结果优于对照组，所以对于试验组的对象常常给予过多地关注或者热情，并容易产生各种测量性偏倚，以及受试对象也可能产生"面子效应"，报以过多的"良好反应"等，这种自觉或者非自觉的影响，无形中就可能夸大了试验组的效果，导致研究结果出现不同程度地偏离其相对的真实性。

**3. 三盲法**

三盲是在"双盲"试验的基础上，加上试验的数据处理与研究资料的统计分析，以及其评价的"一盲"，共为"三盲"。

在当今大型的多中心的随机对照试验中，所有的试验数据及其分析处理，通常都是由专业的统计学家为首的临床研究资料的收集管理组织所承担的，其是独立于临床试验执行的组织之外的，是研究执行者与受试对象之外的第三方。资料统计分析者仅限于知道不同的组别资料信息，而不知不同组别所接受的是哪种干预措施（试验或者对照），因而，在这种"盲法"下进行的统计分析的全部试验结果，就能够保证实事求是地反映出具有真实性的结果。

# 第三节　临床科研思路

骨伤科医师在临床中，通过对患病个体的观察、不断地积累经验，这些"个体水平"的观察经验对于提高医疗水平与质量是有益的，但是对于揭示人群中某种骨伤疾病的规律特征、客观评价干预方法的有效性，寻找防治的新思路和新方法，是远远不够的。骨伤科研是以群体为研究对象，通过对具有同质性的足够数量的目标人群的观察，获取较充分的信息和数据，进行精确量化、综合推理、因果分析，并借鉴现代医学研究普适性的方法。如常用的临床流行病学 DME 和循证医学的方法。

## 一、临床流行病学的 DME 方法

临床流行病学是流行病学与临床医学相结合的临床医学基础科学，它同时还吸收了社会医学、卫生统计学等有关理论，创新了临床科研的严格设计、衡量和评价的临床科研方法学。

### （一）设计

设计指临床研究或观察方法的总体规划。它包括了根据不同的研究类别和目的而确定的设计原则和相应的研究类型，选择恰当的研究对象和合理的统计分析方法等。正确而合理的研究设计，是提高科研结果真实性的关键。不论是探索病因、疾病分布规律，或者探讨各种诊断、防治措施的价值都需要有正确的设计方案。常用的临床医学设计方案有随机对照试验、队列研究、回顾性队列研究、病例－对照研究、横断面调查、前后对照研究、描述性研究（如病例组分析、病例报告等）。各种设计方案各有优缺点，其研究结果真实性的论证强度也不一样。一般来说，强度是按上述的排列顺序依次递减。

### （二）衡量

衡量是确定适当的度量措施和合理的度量指标，以期能客观地表达人群中健康和疾病状况及有关现象的一整套方法。对于致病因素、临床症状和体征、诊断过程或药物的治疗效果，需要采用一些方法和指标来发现与衡量。除此之外，衡量还用于疾病发生的频率、疾病的预后、疾病造成的社会影响、卫生措施的经济费用和效益等方面。

对于一个特定的观察或研究目的，必须针对研究过程的主要环节选用相应的衡量指标，如施加因素、受试对象、试验效应。适当的度量手段和合理的度量指标可以提高调查研究或临床试验结果的准确性和精确性。

骨伤科临床上某些体征（如肢体长度、关节活动度等）、实验室检查结果（如血尿酸、碱性磷酸酶、骨钙素及骨密度检测等），以及骨折的某些后果（如畸形）等，度量指标较易确立，可以用一定的数量或角度表达，这些指标称为硬指标。而像颈椎病所引起的头痛、头晕、目眩、肢体麻木等病人自觉症状的度量指标则难以用确切的数据确定，这些指标称为软指标。如何确立这一类软指标的衡量方法是临床工作者和医学社会学家所共同关注的问题。中医诊治疾病以辨证论治为特色，中医证候包含了一系列的自觉症状。软指标的衡量和确切的表达对于提高中医辨证论治的准确性和科学性具有重要的临床和应用价值。

### （三）评价

评价又称批评性鉴定，是运用科学的方法制订出一定的规则，以分析、确定临床的研究或资料是否能反映事物的真实性，以及可应用性。评价是临床医师做出应用决策时应考虑的重要原则。评价的内容主要有以下三点：

（1）临床意义的评价：通过临床的研究并经临床流行病学系统总结与实践，建立在临床科学证据基础之上的整套关于病因学、诊断、治疗与预后等严格评价的标准和方法，用于指导分析和评价临床研究内容和结果真实性、可靠性及其临床意义。

（2）研究结果的统计学分析和评价：如果研究的结果具有临床意义的话，那么必须应用正确的统计学方法对结果进行显著性检验，以评价临床差异的真实程度，即肯定结果的真阳性、真阴性的概率及检验效能的水平。当某种研究结果既有临床意义，又有统计学的显著性差异时，即可做出肯定性的结论；如仅有临床意义而统计学差异并不显著时，不能因此而否定临床的价值，此时应计算Ⅱ型错误和检验效能的水平。

（3）研究结果的卫生经济学的评价：临床医学研究的结果应对其社会效益及经济效益进行评价，应用卫生经济学的原则方法，计算其成本—效果、成本—效益及成本—效用，并进行比较和评价，以肯定那些成本低、效果又佳的研究成果，使之能推广应用。

正确地应用 DME 的原则、程序和方法，在科研设计和实施过程中，充分认识、防止或减少偏倚和机遇对于研究结论的影响，提高研究结果的客观性和科学性。

## 二、循证医学的方法

循证医学意为"遵循证据的医学"，指的是临床医生在获得了准确的临床证据的前提下，根据自己纯熟的知识技能和临床经验，分析并抓住患者的主要临床问题，应用最佳和最新的科学证据，做出科学的诊治决策，结合具体的医疗环境，并取得患者的合作和接受，以实践这种诊治决策的具体医疗过程。准确的临床证据是指对临床研究的有关文献，应用临床流行病学的方法及质量评价的标准，经过综合分析评价而得到的新近最为真实可靠且有重要临床应用价值的研究成果。根据循证医学的定义，循证医学的实践包括三个要素：即患者、临床医生和最佳证据。患者因病向医生求治，医生要给予病人治疗措施，为了达到理想治疗效果，临床医生不仅要依靠自己的专业知识背景，还应当有效利用最佳证据来帮助做出决策。

### （一）循证医学的五个步骤

**1. 提出问题**　找准患者存在的临床问题，是实践循证医学的关键环节。在循证医学的临床实践中，首先应该找准患者究竟存在什么重要的临床问题，用现有的理论知识和临床技能是否可以有效解决？如果棘手，这就是循证医学应该回答和解决的问题了。

**2. 检索有关医学文献**　根据前述提出的临床问题，应用文献检索系统，检索相关文献，从这些文献中找出资料，作为分析评价之用。

**3. 严格评价文献**　将收集的有关文献，应用临床流行病学及循证医学质量评价的标准，从证据的真实性、重要性及实用性做出具体的评价，并得出确切的结论。

**4. 应用最佳证据，指导临床决策**　将经过严格评价的文献，从中获得真实可靠并有重要的临床应用价值的，用于指导临床，服务于临床。反之，对于经过严格评价，确认为无效甚至有害的治疗措施则予以否定，而对于尚难定论的治疗措施，则可为进一步研究提供信息。

**5. 总结经验与评价能力**　用最佳的循证决策通过对患者的临床运用，必然会有成功或者不成功的经验和教训，临床医生应该具体分析和评价，认真地总结以从中获益。对于尚未或难于解决的问题，可为进一步研究提供方向。

## （二）系统评价

系统评价，指针对某一具体临床问题（如疾病的病因、诊断、治疗和预后），系统、全面地收集全世界已经发表的或者未发表的临床研究，采用临床流行病学的原则和方法，严格评价文献，筛选出符合质量标准的文献，进行定性或者定量合成，得出综合可靠的结论。系统评价可为某一领域和专业提供大量的新信息和新知识。但是，由于是对原始文献的二次综合分析和评价，受原始文献的质量、系统评价的方法及评价者本人的认识水平和观点的制约，因此，在阅读系统评价的观点和结论时，一定要持谨慎的态度，不能盲目被动接受。系统评价与常见的叙述性文献综述有很大区别。下面以中药治疗颈椎病为例说明系统评价过程，以供研究者参考。

**1. 注册系统评价题目，撰写系统评价草案**

在 Cochrane 协作中心网站（www. cochrane. iwh. on. ca），向相关的项目组（Cochrane Back Group）申请系统评价的题目。拟定注册的题目是"中药治疗颈椎退行性病变"，英文题目是"Herbal Medicine for Cervical Degenerative Disc Diseases"，撰写的评价草案提交给 Cochrane Back Group。

**2. 检索策略**

（1）数据库：中国生物医学文献光盘数据库（CBMdisc），Medline，EMBASE 和 CENTRAL。

（2）检索方式

检索词一："随机对照试验""随机分配""随机""对照"，检索逻辑为"或者"；

检索词二："中医疗法""中药疗法""中西医结合疗法"检索逻辑为"或者"；

检索词三："颈椎病""颈痛"，检索逻辑为"或者"。

上述检索词一、二、三的检索结果用"和"进行二次检索。

## （三）选择文献

根据检索策略在相应数据库中进行检索，获得所有有关文章的摘要。由两位研究人员独立阅读所有摘要，提出可以入选的随机对照试验。然后获取入选的文献全文，分别对各个研究的随机方法、随机隐藏、盲法及随访情况逐一记录，并据此对各项研究的质量进行分类，一般为为 3 类：高质量、中等质量和低质量。

用表格提取各个研究中的各种要素，包括出版日期和地点、病例纳入标准和排除标准，病例的数量、年龄、病程、治疗措施（药物、剂量、剂型、疗程）、疗效标准、毒副反应、课题资助来源等。如果两人意见不一致，由全体研究人员协商解决。

## （四）分析资料，撰写论文

**1. 研究质量**　根据循证医学协作中心对研究证据的评价标准，文献的证据强度可以分为以下 5 级：

强：多个高质量的随机对照试验（Random Control Test，RCT）得出一致的结论。

中等：由多个低质量的 RCT 和/或者一个高质量 RCT 得出的结论。

有限：一个低质量的 RCT 的结论。

冲突：多个 RCT 的结论不一致。

无证据：没有 RCT。

**2. 数据分析**    将所有数据资料输入循证医学协作中心数据分析软件，计算治疗效果的相对危险度。将用卡方检验资料的异质性，制作森林图对资料的一致性进行评估，潜在的偏倚将用漏斗图检验。

根据资料的分布情况，如果可能将进行亚组分析，做以下几个方面的比较；比较各种中药与安慰剂；比较各种中药与当前其他的治疗方法；比较一种中药与另一种中药。

常见骨伤科疾病有骨折、颈椎病、腰椎间盘突出症、骨质疏松症等，其中很多疾病均以疼痛为主证。这些疾病在临床上有各种各样的治疗方法，但临床疗效不一致。应用循证医学的系统评价，可以用比较统一的标准对相关的文献进行综合评述，从而判断各种治疗方法的有效性和临床意义，并且能够对当前的临床科学研究提供思路和指导性意见。

# 第四节    临床科研基本方法

## 一、受试者的选择与退出

**1. 诊断标准**    临床试验设计要求凡以中医病、证为研究对象者，先列出中医病证和证候的诊断标准。以中医病、证为研究对象时，如果中医病证与西医病名相对应，则宜加西医病名，并列出西医的诊断标准及观测指标作为参考。如果中医病证不与西医病名相对应，则可不必列出西医病名。在以西医病名为研究对象时，则先列出西医诊断标准，同时列出中医证候诊断标准。

（1）西医诊断标准：西医诊断标准应采用国际、国内普遍接受的诊断标准，或权威性机构颁布的、全国性专业学会、权威性著作提出的标准。对疾病有不同分型的要列出分型（或分期、分度、分级）标准。诊断标准原则上要公认、先进、可行，并注意注明西医诊断标准的名称、来源等。

（2）中医病名诊断标准：中医病名诊断标准应参照全国制定的统一标准，若无现行标准，可参照最新版的高等中医药院校教材提供的标准，也可采用全国专业学会或国际会议等提出的标准。

（3）中医证候诊断标准：中药临床研究必须突出中医辨证特色，体现中医学理论特点。中医证候诊断标准应参照现行的全国统一标准，或采用全国专业学会或国际会议等提出的标准。中医证候诊断标准原则上应公认、权威、可行，注意说明诊断标准的名称、来源、制定时间和简要的使用说明，以及采用形式等。

中医证候诊断标准应包括主证和次证，主证和次证宜分别列出。要注意中医舌、脉特征，并特别注意证候的特异性指标或特征性指标。为使观察指标客观化，症状需分级量化。症状的分级量化应根据病证情况决定，分级量化要合理。

**2. 入选标准**    试验方案中应预先明确制定入选标准，严格执行，入选标准必须与临床试验的分期和试验目的相符合，包括疾病的诊断标准，证候诊断标准，入选前患者相关的病史、病程和治疗情况；其他相关的标准，如年龄、性别等。应注意的是，为了保障受试者的合法权益，患者签署知情同意书亦应作为入选的标准之一。

**3. 排除标准**　制定某种中药临床试验受试者排除标准，根据试验目的，可考虑以下因素：年龄、合并症、病因、病型、病期、病情程度、病程、既往病史、过敏史、生活史、治疗史、家族史、鉴别诊断等方面。

**4. 受试者退出试验条件**

（1）研究者决定的退出：是指已经入选的受试者在试验过程中出现了不宜继续进行试验的情况，如疗效欠佳，发生某些合并症、并发症，或受试者依从性差等，研究者决定该病例退出试验。

（2）受试者自行退出试验：根据知情同意书的规定，受试者有权中途退出试验，或受试者虽未明确提出退出试验，但不再接受用药及检测而失访，也属于"退出"（或称"脱落"），应尽可能了解其退出的原因，并加以记录。

无论何种原因，对退出试验的病例，应保留其病例记录表，并以其最后一次的检测结果转接为最终结果，对其疗效和不良反应进行全数据分析。

## 二、观测指标

观测指标是否恰当，关系到能否准确评价新药疗效和安全性。

### （一）指标范围

一般说来，中药临床研究的观测指标有人口学指标、一般体格检查指标、安全性指标和疗效性指标4类。其中人口学指标反映受试样本的人口学特征，通常并非试验前的效应指标，无须做试验后观察。各类指标的主要内容如下：

**1. 人口学资料**　包括年龄（范围）、性别、种族、身高、体重、健康史、用药史、患病史等。

**2. 一般体格检查**　如呼吸、心率、血压、脉搏等。

**3. 安全性指标**

（1）试验过程中出现的不良事件。

（2）与安全性相关的实验室数据和理化检查。

（3）与预期不良反应相关的检测指标。

**4. 疗效指标**

（1）相关症状与体征。

（2）相关的理化检查。

（3）特殊检查项目，如病理、病原学检查等。特殊检查的受试者数量需根据不同疾病来确定。

### （二）指标分类

**1. 主要指标**　指能够为临床试验目的提供可信证据的指标。临床试验的主要指标应选择易于量化、客观性强的指标，并在相关研究领域已有公认的准则或标准。主要指标必须在临床试验前确定，在试验方案中要有明确的定义，主要指标的数目不宜太多。

**2. 次要指标**　指与试验主要目的有关的附加支持指标，也可以是与试验次要目的有关的指标，在试验方案中也需明确说明与定义。

## （三）指标的观测与记录

**1. 指标观测的时点**　指标观测时点包括基线点、试验终点、访视点、随访终点。应严格按照方案所规定的不同的观测时点的时间窗完成各项指标的观察、检测和记录。时间窗是指临床实际观测时点与方案规定观测时点之间允许的时间变化范围，时间窗应根据访视时间间隔长短合理确定。

**2. 指标观测的条件**　临床试验的场所要具备所需的观测工具，包括检测仪器、试剂、病例报告表等。要注意指标观测和技术操作及操作条件的一致性和稳定性，并做相应的规定。

**3. 指标观测的人员**　参与指标观测的人员应熟知试验方案，并经过相应的培训。

**4. 观测结果的记录**　各项观测指标的数据是临床试验的原始资料，应准确、及时和完整地予以记录。

（1）各项观测指标应按临床试验方案规定的时点和规定方法进行检查和记录。

（2）自觉症状的描述、记录应当以受试者自述、自我评价为主，研究者不能暗示或诱导。

各观测时点客观指标测试条件应相同，如有异常发现应重复检查，使之准确。为了便于统计分析，记录尽可能用数字，少用文字。

## 三、不良反应

我国《药品临床试验管理规范》把药品不良反应定义为："在按规定剂量正常应用药品的过程中产生的有害而非所期望的、与药品应用有因果关系的反应。在一种新药或药品新用途的临床试验中，其治疗剂量尚未确定时，所有有害而非所期望的、与药品应用有因果关系的反应，均应视为药品不良反应。"

临床试验中，试验药品的不良反应是通过对临床试验过程中发生的不良事件与试验用药因果关系的判断来确定的。不良事件是指受试者接受一种药品后出现的任何不良医学事件，但并不一定与所用药品有因果关系。不良事件有一般不良事件和严重不良事件之分。严重不良事件是指临床试验过程中发生需住院治疗、延长住院时间、引起伤残、影响工作能力、危及生命或死亡、导致先天性畸形等事件。

## （一）类型与严重程度

**1. A 型不良反应**　由于药物的药理作用增强所致，可以预测，通常与剂量有关，停药或减量后症状很快减轻或消失，发生率高，死亡率低。通常包括副作用、毒性作用、后遗效应、继发反应等。如川乌头、炙附子类药物在剂量较大时可出现口周麻木、舌灼热感、烦躁不安、耳鸣、复视，以及全身发痒、无力等症状。

**2. B 型不良反应**　指与正常药理作用完全无关的一种异常反应，一般很难预测，常规毒理学筛选不能发现，发生率低，死亡率高。B 型不良反应又可分为药物异常性和受试者异常性两种。特异性遗传素质反应、药物过敏反应，以及致癌、致畸、致突变作用等均属于 B 型不良反应。一般中药过敏反应多属此型。

**3. C 型不良反应**　一般发生在长期用药后，潜伏期长，没有清晰的时间联系，难以预测。C 型不良反应的发病机制不清，尚在研究探讨之中。

（二）处理与报告

**1. 处理**

（1）轻度不良事件：在不影响受试者健康的情况下，一般不需要特别处理或只对症治疗。

（2）中度不良事件：应中止试验，并对受试者做有针对性的归处理。

（3）重度不良事件：危及受试者生命，应立即停止其临床试验并进行紧急救治。

**2. 报告**　临床试验中发生不良事件，研究者有义务采取必要的措施以保障受试者的安全，并记录在案。如发生严重不良事件，应退出临床试验，立即对受试者采取适当的治疗措施，同时在规定时间内分别报告国家食品药品监督管理总局药品注册司、安全监管司和省级药品监督管理部门、申办者及伦理委员会，并在报告上签名、注明日期。试验中发生的任何严重不良事件，除及时向药品监督管理部门报告外，同时向涉及同一药品的临床试验的其他研究者通报。

四、随访

随访是指试验疗程结束后，继续对受试者进行追踪至随访终点或观察结果。随访是临床试验的一个重要步骤，对于客观评价观察药物的疗效及安全性具有十分重要的意义。

（一）目的

根据药物的不同作用、特点和试验目的，可分别随访远期疗效、疗效的稳定性、控制疾病复发作用、生存率及生存时间、迟发或蓄积的不良反应和其他安全性指标。

（二）要求

1. 随访计划要写进临床试验方案，病例报告表中应有随访内容的项目。

2. 以相同的、实事求是的态度和方法随访各组研究对象。如果系盲法试验，应在盲态下随访，以避免疑诊偏倚和期望偏倚。

3. 按随访方案观察需要的临床结果。

4. 根据试验目的，确定随访人群范围。

5. 注意采用客观的随访检测指标。

五、伦理学要求

伦理学要求是基于保护受试者的合法权益而提出的，临床试验应遵循赫尔辛基宣言（2000 年爱丁堡）和我国有关临床试验研究规范、法规进行。

临床试验方案应经试验负责单位的伦理委员会批准后才可实施，伦理委员会批准的过程应有记录，以备查看。每一受试者入选某项研究前，研究者有责任以书面文字形式向其或其指定的代表完整、全面地介绍该项研究的目的、程序和可能的风险。让受试者知道他有权随时退出研究。入选前应给每位受试者一份"受试者知情同意书"，并有受试者签名及日期。

## 第五节　基础科研思路

骨伤基础科研究除了采用经典实验学研究方法外，还要结合当代组织形态学、生理病理学、细胞学、免疫学、分子生物学等多种新的技术与方法，以阐明中医骨伤科传统治疗技术的基本理论，并不断拓展研究深度和广度，使其成果能有效提高临床疗效。骨伤科基础研究有医学实验研究的共同特点，还有本学科自身的发展规律。其主要内容如下：

### 一、临床研究要与实验相结合

中医骨伤科临床在指导实验研究方面有不可替代的作用。大量的骨伤临床实践为我们积累了宝贵的经验，对中医骨伤科论治内伤外损、理筋整骨的功效、适应范围、作用特点等诸多方面奠定了坚实的临床基础。诸多研究表明：骨伤基础研究与临床相结合，对于发展传统骨伤科理论、丰富现代医学内容、提高临床疗效有着十分重要的意义。

人与动物是有一定程度差异的。尽管大量的研究表明药物在人体和动物，尤其是哺乳动物所表现的作用和毒性在多数情况下与临床研究结果相一致，但也有些药物对人有明显作用，但对动物却没有作用。例如治疗类风湿关节炎的中药雷公藤对人体有毒，甚至可能引起中毒死亡，但对于羊等动物并没有明显的毒性。有许多药物在动物实验中有明显的效果，而临床上的效果却不理想。例如丹参及其提取物对实验性骨折有十分明显的促进作用，然而在临床上很少有使用单味丹参治疗骨折的。因此，最终要由临床试验来检验中药的研究成果，同时必须保证实验骨伤科学研究与临床紧密结合。

### 二、实验研究应当以中医药理论为指导

中医骨伤科理论十分广泛，治疗上有多种内服与外用中药、多种整骨理筋手法及系统的练功康复方法。目前常见的骨伤中药药理研究途径有两条：一是按药理学方法研究，着重提取有效成分，深入分析中药的药理作用及研究作用机制，在此方面已取得了不少成绩，也积累了不少资料。二是以中医药理论为指导进行相关研究，研究机制、配伍与功效，研究中医骨伤科"病"、"证"及现代病理生理和药理作用的内在联系。中医骨伤科传统的手法也可以借助现代影像学和骨生物力学等先进技术仪器，把操作中"手摸心会"的主观体验转化为客观化的标准规范。

### 三、实验研究要整体与离体实验相结合

作为医学研究中的两大重要途径，整体与离体实验是互相补充的，两者可以从不同角度、不同深度来研究骨伤科疗效的机制。相比较而言整体实验更加接近临床状态，适用于综合性研究，所得取得的结果较为全面，有些可以直接在临床中应用，对于提高疗效有十分积极的意义。但整体实验受体内神经体液调节和各种复杂因素的干扰，难以深入的了解事物本质及各种变化的细节与内在规律。在分析作用机制时，往往需要与离体

实验相结合。离体实验主要针对的是离体器官、组织、细胞等。在体外进行的研究，往往从不同层次、不同深度进行研究，同时排除了体内各种复杂因素的干扰，可以进行直接观测，获得相对准确、精细的结果。实验针对的组织往往包括骨组织、软骨组织、肌肉组织等，针对的细胞一般包括成骨细胞、破骨细胞、软骨细胞、成纤维细胞、骨髓间充质干细胞等。离体实验常适用于分析性研究，但同时也存在一些缺点及局限性，它失去了机体完整统一的内环境和神经体液调控作用，同时也失去了体内各种组织、细胞之间的正常比例及相互关系，不仅如此，由于与临床状态相距较远，更加容易受到外环境各种因素的干扰，无法应用于药物对精神状态方面的影响研究。许多药物须经体内代谢成特殊活性物质才产生药理作用，而离体实验缺乏这样的环境。此外，体外实验所用药物的剂量、浓度、酸碱度、离子含量等，特别是中药制剂的杂质，都会影响实验结果。这些都是中药药理等研究必须注意的问题。

中医药学以整体思想体系为基础，重视宏观控制与调节。所以，在进行实验研究时，应该以动物实验为主，必要时配合细胞学实验，互相补充。整体与局部、分析与综合相结合，是骨伤科实验研究的重要方法。

## 四、建立"病"与"证"结合的动物模型

为阐明人类疾病的发生机制或建立治疗方法而制作的、具有模拟人类疾病表现的实验动物，称为人类疾病动物模型。许多实验无法直接在人体上进行，因此借助实验动物进行试验显得尤为重要。动物实验可以实现在严格控制有关条件下，针对生命的反应特征、疾病的发生发展规律及药物作用机制等进行基础实验研究。应用动物模型研究人类疾病，不仅克服了某些疾病临床研究的困难，而且解决了以人作为实验对象在伦理道德和方法上的诸多问题，还避免了临床经验的局限性。动物模型在生命科学和医药学发展史上具有极其重要的地位，已经成为现代医学科学和中医药学在深入研究领域不可缺少的一个工具，具有良好的发展前景及较高的实用价值。

## 第六节　基础科研常用技术与方法

### 一、动物模型

#### （一）软组织挫伤动物模型

软组织挫伤动物模型是用弹力原理对动物局部肌肉造成冲击力挫伤的模型。应用打击弹射器（包括弹射棒、套筒和橡皮条）按打击力度进行弹射，造成动物前肢外侧肱三头肌肌腹处软组织挫伤，并证实无骨折后即可进行试验治疗。造模部位局部肿胀，皮肤苍白，皮温下降，肢体活动功能障碍。皮肤、肌肉显示损伤后出血、水肿、炎症、纤维细胞增生、疤痕修复的整个病理过程。

#### （二）骨折动物模型

动物麻醉后固定，使带有重物的钝性铡刀从高处落下砸断长骨，骨折动物模型即制

作成功。该模型制作简单，可重复性高，与临床实际情况相似度高，广泛应用于骨折后愈合过程的研究。采用 X-ray、病理组织学等了解骨痂情况。手术最好由一人完成，以保证各组动物的切骨处、骨缺损宽度、手术创伤程度等都比较近似，减少实验过程的偏倚。

### （三）骨关节炎动物模型

通过力学结构改变诱导骨关节炎，该类模型已得到广泛认同。如大鼠膝关节切断前后交叉韧带、内侧半月板和内侧副韧带后，导致膝关节内部应力失衡，从而增加股骨内侧和外侧髁等区域的异常应力，发生关节软骨退行性变。造模成功后大鼠出现跛行。模型组关节软骨发黄，明显失去原有光泽，色泽暗淡、软骨触之较软，局部甚至缺损，关节表面欠规则，未见关节边缘有骨赘形成及纤维性粘连，关节液量增多。病理切片可见模型组软骨浅层细胞数量减少，移行层和放射层见到大量软骨细胞巢聚，潮线前移，出现双潮线。电镜下模型组出现明显凋亡细胞的形态，软骨细胞胞核中染色质固缩成高密度的染色质块，细胞器分辨不清。

### （四）骨质疏松症动物模型

雌激素具有抑制破骨细胞活性，减少骨吸收和促进成骨细胞活性及骨质形成作用，并有拮抗皮质醇和甲状腺激素的作用。大鼠去卵巢后雌激素降低，逐渐发生骨质疏松，建立骨质疏松症动物模型。去卵巢后的动物术后 3 个月可获得骨组织形态学的改变，如骨小梁相对体积、皮质骨平均厚度、骨小梁指数、平均骨壁厚度均减少，表明骨量明显减少，骨转换加快，重建负平衡，符合骨质疏松症表现。

### （五）复合中医证型的动物模型

颈椎病的根本病机是"气虚血瘀、本虚标实"。中医学认为：肾为先天之本，肾主骨，主生髓，颈椎病中、后期往往出现肾亏的表现，肾虚也是颈椎病发病的之本，而气虚和血瘀则是发病之标。首先通过破坏模型动物颈部维持动静力平衡的肌肉和韧带，加速颈椎退变，如沿 SD 大鼠颈背部正中纵向切开皮肤后，横向切断颈夹肌和头、颈、寰最长肌，切除颈髂肋肌与头半棘肌，然后依次切除 C2~C7 棘上和棘间韧带。结果显示：3 月模型组纤维环出现裂隙，髓核皱缩，软骨终板不规则增生；5 月模型组髓核完全纤维化，纤维环板层状结构消失，多数椎间盘突出，部分软骨终板凸向椎体内，血管芽稀少，周边不规则；7 月模型组部分椎体边缘骨赘形成。在此基础上采用模型复合的方法可以建立气虚、血瘀、肾亏型颈椎病的病、证结合模型。

## 二、病理组织学技术

骨组织学是研究骨组织微细结构，涉及病理学的操作技术，如组织固定、脱水、包埋、切片，以及染色方法。骨伤组织学技术不但应用于骨伤组织学本门学科，而且与生物学、解剖学等多学科相互交叉，是骨伤学科研究的重要领域。

## （一）骨组织制片

骨组织由骨细胞和钙化的细胞间质组成，是一种坚硬的结缔组织，含有大量钙盐沉积，制片需经过溶解钙盐的脱钙处理、组织变软后才能制作石蜡切片。常用的脱钙液主要有盐酸、硝酸、甲酸、乙烯二胺四乙酸钠和一些混合型脱钙液等。

## （二）骨组织染色

骨组织切片常用的染色方法有：苏木精（Hematoxylin）伊红（Eosin）染色，简称 HE，也叫常规染色，可以使细胞核呈蓝色，胞浆呈红色。番红－固绿染色：番红为碱性染料，可以把细胞核、细胞壁及软骨蛋白多糖染成红色；固绿为酸性染料，可以将胶原纤维、肌纤维染成绿色。

## （三）骨组织形态计量法

骨组织形态计量法是图像分析技术之一，主要是将不脱钙的骨组织做成硬组织切片，染色后在显微镜下进行观察测量，测量结果经过统计学处理后得出肯定的定量结果。在研究骨重建过程中组织水平的改变时，需于采取标本前用荧光物质（如四环素等）做骨形成过程的双标记，观察及记录有关数据，使用公式计算出骨重建的结果，最后结合实验设计或临床表现予以适当地评价。

## 三、骨分子生物学技术

骨分子生物学是一门从分子水平研究生命现象物质基础的学科，其基础是生物大分子，主要包括核酸和蛋白质。

## （一）中心法则

核酸分为脱氧核糖核酸和核糖核酸两类。脱氧核糖核酸（DNA）是一类带有遗传信息的双链螺旋大分子，DNA 是生物的遗传物质基础。核糖核酸（RNA）是以 DNA 的一条链为模板，以碱基互补配对原则，转录而形成的一条单链，主要功能是实现遗传信息在蛋白质上的表达，是遗传信息传递过程中的桥梁。分子生物学的中心法则是指 DNA 将自身携带的遗传信息转录为 RNA，RNA 再将遗传信息翻译为蛋白质的整个过程。

## （二）RT－PCR

RNA 表达水平对于其功能水平的调控是非常重要的。RT－PCR 是利用反转录技术（RT）将 RNA 反转录回 DNA，再利用聚合酶链反应（PCR），使基因组中的靶 DNA 得到扩增和检测。

## （三）核酸分子杂交

核酸分子杂交指具有互补系列的两条核酸单链在一定条件下按碱基配对原则形成双链的过程。杂交的双方分别称为探针与待测核酸，杂交后形成的异源双链分子称为杂交分子。在杂交体系中已知的核酸序列称为探针，探针通常用于核素和非核素示踪标记，以证实互补核酸的存在。

### (四) Western Blotting 免疫印迹法

Western Blotting 免疫印迹法是将蛋白质在凝胶电泳时按照分子量的大小将其分离，将分离后的蛋白质转移并固定在化学合成膜的支撑物上，然后以特定的亲相反应、免疫反应或结合反应及显色系统分析此印迹。

### (五) 免疫组织化学

免疫组织化学是利用抗原、抗体特异性结合原理，检测组织中蛋白质等物质。方法是先利用一抗体结合组织中的抗原，再用荧光染料，或辣根过氧化物酶等标记的二抗结合一抗，最后通过显色来检测特定的抗原在组织中的分布。

# 第八章　骨科生物力学基础

## 一、概念

骨科生物力学是生物力学的一个重要分支学科。骨科生物力学是根据人体器官的解剖特征和力学性质，用力学原理和方法研究骨折、脱位、矫形、移植及各种急慢性软组织损伤等病因、病理、治疗、愈合机理及防治的科学。

骨科生物力学是力学、生理学、解剖学和骨外科学等学科彼此渗透、互相交叉、紧密联系，同时还广泛地应用了物理学、数学、工程学等概念和方法的学科，是骨科学研究的重要组成部分，是生命科学的组成部分，是活跃在自然科学前沿的新兴边缘学科之一，体现了当代科学的发展特点。

## 二、发展简史

现代意义的骨科生物力学是从 20 世纪 60 年代开始，最早从美国发展，随后在全世界范围内飞速发展起来的。

中医骨伤科学萌芽于夏商周，有悠久历史，在长期与骨科疾病斗争中积累了丰富的经验，并逐渐形成了独特、完整的理论体系，其中包含了很多力学原理。如现存最早的由唐代蔺道人编著的骨科专著《仙授理伤续断秘方》，总结了一套诊疗骨折、脱位的手法，如相度损处、拔伸、用力收入骨、捺正等；提出了复位、夹板固定、内外用药和功能锻炼的治疗大法；利用杠杆原理，采用"椅背复位法"治疗肩关节脱位。发展至清代，吴谦的《医宗金鉴·正骨心法要旨》将正骨手法归纳为摸、接、端、提、推、拿、按、摩八法，并介绍腰腿痛等疾患的手法治疗，以及运用攀索叠砖法、腰部垫枕法整复腰椎脱位等。他们虽然没有骨科生物力学概念的意识，但却能巧妙地运用力学原理治疗骨科疾病，为中国骨伤科学的力学奠定了坚实的基础。

从自然科学的发展史看，自希波克拉底时代始，力学（力和运动）就成为骨科学的一部分，这个时代及前辈科学家和医学家，通过对骨折、关节脱位及软骨损伤等的观察治疗，运用生物力学复位膝关节脱位和矫正脊柱脱位。1892 年德国医学博士 Julius Wolff 在研究瑞士学者 Herman Von Meyer 的报告（骨的内部结构和外部形态一样，与其承受载荷的大小及方向有直接关系，1867 年），以及其他早期骨科文献（如 Galileo 于 1638 年首次发现的施加载荷与骨形态之间的关系、Bell 于 1834 年提出的动物可以使用尽可能少的材料来承担载荷、Ward 于 1838 年报告的增加压缩载荷可增加骨的形成、两位德国学者于 1862 年各自独立报告的加压对骨生长的影响）基础上，加上自己积累的 30 余年工作经验、体会和临床观察，发表了著名的《骨转化定律》，这一法则已获得临床和实验支持，至今仍是骨科生物力学的重要基础理论之一。

20 世纪 60 年代中期，"现代生物力学之父"美国冯元桢教授通过发表论著和撰写有关教科书，阐述了生物力学的广泛性，身体力行地在美国和国际舞台上为生物力学发展作着不懈的努力，极大地推动了生物力学学科的发展，特别是骨科生物力学的发展。20 世纪中期 Sir John Charnley 开始研究与摩擦、润滑、软骨及关节磨损等相关的各种现象，即今天的生物摩擦学，以 UHMWP 作为髋臼杯，Vitallium 作为股骨置入部位，PM-MA 作为骨水泥，建立低磨损全髋关节置换的理念，并于 1961 年成功实施骨关节炎患者的全髋关节置换，促进了骨科生物力学研究的不断发展。1972 年 Brekelmans 和 Rybicki 等第一次将有限元方法应用于骨科生物力学的研究，1974 年 Belytschko 等首次报道了椎间盘的二维有限元模型。紧随其后，刘永庆等建立了椎间盘的三维有限元模型。1976 年 Hayes 最早用有限元分析研究胫骨平台软骨下松质骨在载荷作用下产生的多轴应力。光弹性效应理论与有限元分析法极大地激励了许许多多的骨科生物力学学者。另一项对骨科生物力学研究具有重大影响的技术便是micro－CT或者 uCT 扫描。进入 21 世纪，力学生物学的概念及相关工具和深刻的思想变革，使我们可以对力学负载下的细胞功能进行研究。

我国对生物力学研究真正起步于 20 世纪 70 年代，1963 年方先之在罗马第二十届世界外科学会上宣读了"中西医结合治疗前臂双骨干骨折的研究"论文，首次向世界介绍中西医结合治疗骨折的体会。1966 年方先之、尚天裕在《中西医结合治疗骨折》一书中，系统地提出了"动静结合""筋骨并重""内外兼治""医患合作"4 项骨折治疗原则，阐述了骨折治疗中固定与活动、骨与软组织、局部与整体、内因与外因的辩证关系，打破了当时西医治疗骨折的主流思想"广泛固定""完全休息"的传统观念，使骨折治疗发生了根本性变化。20 世纪 80 年代初期，顾志华、孟和在系统总结中西医结合治疗骨折基础上，经过大量临床观察和实验研究，从骨折生物力学观点出发，结合骨科生物力学基本原理，提出了骨折治疗的弹性固定原则。生物力学的发展极大地促进了骨伤科的进步。

## 三、研究内容

骨科生物力学是以骨骼肌肉系统为主要研究对象，研究骨骼肌肉等组织在负荷作用下的力学特性和变化规律的学科。它的最终目的是剖析骨骼系统的力学性质，揭示骨骼生长、发育、吸收和改建与负荷之间的相互关系，为骨科临床所面临的这类力学问题的精确定量分析，为临床骨科预防骨损伤、诊断治疗骨科疾患，进行骨矫形、骨移植等提供理论依据。主要研究的内容有：骨骼肌肉系统等组织的材料特性及其基本结构与功能，力学环境对组织生长发育的影响，骨骼肌肉系统损伤的力及其损伤机制等，临床治疗的力学问题，骨骼肌肉系统的人工替代物，预防、康复中力的问题，计算机辅助外科等。

骨是一种复杂物质，是一种有生命的复合、各向异性、非均匀的材料，具有黏弹性和良好动力适应性，骨的一切优良性质都与它的功能相一致。作为骨科生物力学前沿的骨的功能适应性理论，既是生物力学的灵魂，也是生物力学未来的主题。其中"骨转化定律"指出："骨功能的每一改变，都按着数字法则，以一定的方式来改变其内部结构和外部形态。"1973年Pauwels把骨骼系统描述成具有反馈装置的控制系统。尽管骨的受力情况非常复杂，但它总是通过反馈控制系统，以最优美的外表形态和内部结构适应其功能的需求，以优化的形态和结构为其自身重建目标，是最理想的等强度优化结构。骨骼修复的力学原理就是充分利用功能情况下的力学状态去控制骨修复，而不是去干扰甚或破坏骨的力学状态。如骨折的治疗，主要目的是通过相对稳定性固定和绝对稳定性固定方式，尽可能迅速地、完全地恢复肢体功能，因而最理想的固定并不意味着最大的刚度和强度，而常常是力学和生物学平衡的结果。在发展夹板外固定技术基础上提出的弹性固定准则，对合理设计接触骨组织的假体器械也特别重要，这些器械包括骨折固定钢板、螺钉、髓内针、外固定支架、矫形器械及人工关节等。

## 四、研究现状及展望

计算机工具对现代力学理论研究的推动，以及现代分子和细胞生物学研究，既提出大量新课题，又带来了许多新工具，推动着骨科生物力学研究向内涵扩大（生物医学工程、生物工程），以及有机融合性生命科学与基础、微观深入（细胞－亚细胞－分子层次、定量生物学）、宏观－微观相结合（组织工程、器官力学、信息整合与系统生物学）等纵深发展。同时在骨力学的研究内容方面，也已从对骨的基本力学性能研究拓展至对骨的力学生物学研究，即结合细胞生物学、分子生物学等原理与方法揭示骨的力学与生物学耦联过程，更深层次地阐明骨的重要生物力学功能与机理，包括骨的发育、骨塑形、骨重建与骨适应性等。在骨对应力的适应性、骨骼及骨折、软组织、关节、脊柱、血流变、骨科材料、运动和康复等的生物力学研究内容上，既包括传统的生物力学，即研究力对骨骼肌肉系统影响及相关生物学和医学问题；同时，也包括21世纪新兴的力学生物学，即研究形状适应于功能背后隐藏的机制，以解释骨骼中的力对骨骼形态学的影响。

目前骨科生物力学的前沿热点问题及可能的研究展望有：①分子及细胞生物力学研究方面：力学刺激如何影响细胞活性、定向分化、信号传导，如何精确调控细胞内功能基因和蛋白质的表达及其作用。②组织工程方面：组织工程技术、种子细胞与支架材料复合应有最优化的力学环境，其中组织工程功能细胞培养装置中应力环境的设计、支架材料降解与细胞生长的动力等都是目前组织工程领域亟待解决的力学问题。③骨科材料研究：研制具备对外界力学刺激的响应性能、接近人体结构和功能的仿生材料，包括生物材料如高分子化合物、生物陶瓷材料、金属材料及其他类型材料如中医传统夹板。还包括人工骨关节设计，主要热点集中于关节及脊柱功能重建领域。④数字化骨科学生物力学发展：基于现代计算机技术及与其相结合的图像技术（X线断层摄像、核磁共振等）的辅助设计、辅助制造，计算机图像识别和三维重建技术，新型骨科器械（包括骨折治疗、人工假体、矫形器具等）的设计、开发，辅助诊断仪器等。

# 第九章 手法治疗

## 第一节 概述

根据治疗目的的不同，手法可分为骨折复位手法、脱位整复手法和理筋手法。骨折复位手法又可称正骨手法、接骨手法，其目的是将移位的骨折端复位；脱位整复手法又称上髎手法，其是将脱位的骨端关节面恢复到原位；理筋手法又称治筋手法，其主要是采用推拿按摩对筋伤进行治疗，具有纠正筋络的扭曲、痉挛、粘连，使肌肉、关节舒展顺畅的作用。手法的定义可归纳为医生借助自己身体某部位（主要是手）的力量，直接作用或借助器械间接作用于患者身体的病变部位或穴位，从而达到治疗病痛、复位整复、强身健体的一种技术操作方法。清代吴谦在《医宗金鉴·正骨心法要旨》中记载有应用手法的动作要领及注意事项，其归纳出"摸、接、端、提、按、摩、推、拿"的"正骨八法"，一直为后人所沿用。

### 一、应用原则

通过详细的体格检查及必要的辅助检查，准确而全面的了解患者病情，做到"知其体相，识其部位，一旦临证，机触于外，巧生于内，手随心转，法从手出"，从而达到"法之所施，使患者不知其苦"。熟练掌握手法操作的应用原则，让整个手法操作达到良好的治疗效果。其基本要点为：快、稳、准、巧。

**1. 快** 对于骨折与脱位，伤后 8 小时内软组织肿胀较轻，实行手法操作困难相对较小，患者痛苦也小。伤后时间过长则患肢肿胀明显，不利于实施手法治疗，故主张伤后早期恰当而及时的手法操作。对于单纯筋伤，则不适用早期手法治疗。

**2. 稳** 实施手法操作前要将患者安置于适当的体位，同时医生所实施的手法要稳健而有力，将力量有效传达至患部。

**3. 准** 对患者局部解剖、伤病的性质、移位的方向等要准确了解，做到心中有数，同时，实施手法的力度要大小得当，避免不必要的动作。

**4. 巧** 实施手法操作时要借助巧力，如杠杆的作用，切忌因鲁莽粗暴而造成新的损伤。在操作时力量既要稳健有力，又要轻巧省力而有效，做到"法使骤然人不觉，患如知也骨已拢"的境界。

在手法操作过程中，医生要注意力高度集中，力争一次操作成功；同时，应注意观察患者对手法操作的反应及损伤局部的病情变化，可通过与患者语言上的简单交流来减少其紧张情绪，争取其最大限度的配合和信任，为手法操作创造良好环境。

## 二、适应证和禁忌证

### （一）适应证

**1. 骨折** 大部分非高能量损伤的简单骨折可采用骨折复位手法操作复位。诸如肱骨髁上骨折、尺骨骨折、桡骨远端骨折等。

**2. 脱位** 关节脱位可采用脱位整复手法操作进行整复。如下颌关节脱位、肩关节脱位、肘关节脱位等。

**3. 筋伤** 软组织不同程度的损伤均适合理筋手法操作进行治疗。如落枕、急性腰扭伤等。

**4. 损伤后遗症** 各种原因引起的关节僵硬、肌肉萎缩均可采用理筋手法操作进行治疗。如骨折后长时间固定而引起的关节僵硬、肌肉萎缩。

**5. 慢性积累性病变及退行性病变** 可采用理筋手法操作来治疗。如颈椎病、腰椎间盘突出症、腰肌劳损等。

**6. 内伤** 可采用理筋手法操作来治疗，如因胸胁迸伤、岔气等引起的便秘、食欲不振、精神萎靡不振等临床症状。

### （二）禁忌证

1. 诊断不明的损伤。
2. 患有严重内科疾病，无法耐受手法操作者。
3. 外伤性损伤，伴有严重的头颅损伤或（和）心血管损伤、内脏损伤者。
4. 高能量损伤致颈椎骨折、胸腰椎骨折，或伴有脊髓压迫症状者。
5. 骨盆骨折、腰椎真性滑脱。
6. 开放性骨折或软组织挫伤皮肤不完整者。
7. 妊娠期妇女。
8. 手法操作部位患皮肤疾病或局部有感染症状者。
9. 急性传染病、恶性肿瘤、骨髓炎、骨关节结核、血友病等病的患者。

## 第二节 骨折复位手法

唐代蔺道人著《仙授理伤续断秘方》指出："凡伤损重者，大概要拔伸捺正，或取开捺正""凡皮破骨出差爻，拔伸不入，撙捺相近，争一二分，用快刀割些捺入骨"。其不仅强调对于闭合性骨折采用手法复位，而且对于复位困难的闭合或开放性骨折主张采用手术切开复位。元代李仲南《永类钤方·风损伤折》记载："凡腰骨损断，先用门扇一片，放斜一头，令患人覆眠，以手捍止，下用三人拽伸，医以手按损处三时久"，对于脊柱骨折，其主张采用过伸牵引配合手法复位来达到治疗的目的。

对于开放性骨折，如今主张行手术治疗，而闭合性骨折，可实行手法复位。

## 一、操作要点

"手摸心会"，即医生实行复位前，需要用手触摸骨折局部，并结合 X 线片检查结果明确骨折断端移位的方向与程度，从而确定复位的具体方案。骨折复位的主要手法有：拔伸、旋转、屈伸、提按、端挤、摇摆、折顶、触碰、分骨、回旋等。

**1. 拔伸** 正所谓"欲合先离，离而复合"，通过采用对抗肌肉力量，克服肌肉的收缩力，矫正患肢重叠、短缩移位，恢复肢体长度。在实行其他手法操作时仍然需要维持一定的拔伸对抗牵引力量，直至整个手法复位结束并固定稳妥为止。当开始拔伸操作时，先按肢体原来体位顺势用力牵引，然后再沿肢体纵轴由远近骨折端做对抗牵引（图9-1）。然后，按照复位步骤改变肢体方向，并始终保持持续牵引。牵引力量大小以患者肌肉强度为依据，做到逐渐发力、防止过牵，从而达到轻重适当、持续稳健。

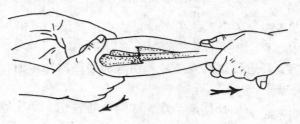

图 9-1 拔伸

**2. 旋转** 旋转是矫正骨折断端旋转移位的基本操作手法（图9-2）。对于只能屈伸的单轴关节，纠正骨折的旋转移位，须将远骨折端连同与之形成一个整体的关节远端肢体共同旋向骨折近端所指的方向，即实行反方向的旋转操作。因此，对于旋转移位的骨折，在拔伸牵引的基础上，通过围绕肢体纵轴向左或向右的旋转操作来恢复肢体的正常生理轴线。

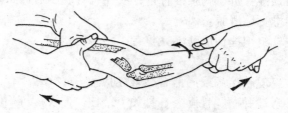

图 9-2 旋转

**3. 屈伸** 适用于近关节骨折、关节内骨折及骨折脱位。医生一手固定关节的近端，另一手握住远端并沿关节的冠轴摆动肢体，从而达到骨折复位的目的（图9-3）。如肱骨髁上骨折的伸直型，在牵引状态下实行屈曲操作，若是屈曲型则在牵引状态下实行伸直操作。

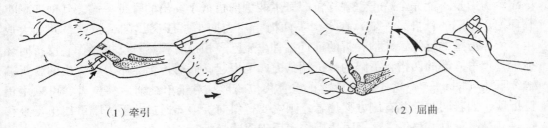

（1）牵引                      （2）屈曲

图 9-3 屈伸

**4. 提按、端挤** 对于侧方移位，医生借助掌、指分别置于骨折断端的前后或左右，用力夹挤，迫其就位，此手法可细分为提按与端挤。侧方移位分为前后侧移位和内外侧移位，前后侧（即上下侧或掌背侧）移位用提按手法，操作时，在维持拔伸的状态下，医生两手拇指按突出的骨折一端向下，两手四指提下陷的骨折另一端向上（图 9-4），使用巧力即可复位。内外侧（即左右侧）移位用端挤手法，操作时，医生一手固定骨折近端，另一手握住骨折远端，用四指向医生方向用力谓之端，用拇指反向用力谓之挤，将向外突出的骨折端向内挤迫（图 9-5）。

经过提按、端挤手法，骨折的侧方移位可得到矫正。注意，在操作时手指用力要适当，方向要正确，部位要对准，着力点要稳健。医生手指与患者皮肤要紧密接触，切忌与皮肤产生相对滑动而损伤皮肤，通过皮下组织直接用力于骨折端，从而达到复位的目的。

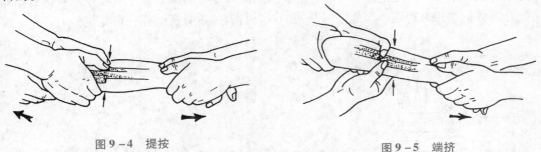

图 9-4 提按                         图 9-5 端挤

**5. 摇摆** 用于横断、锯齿型骨折的手法操作。横断、锯齿型骨折的断端间可能仍存在间隙，为了使骨折断端紧密接触，增加其稳定性，医生可用两手固定骨折部，由助手在维持牵引力下轻轻地左右或前后方向摆动骨折的远端（图 9-6），待骨折断端的骨擦音从无变为明显再逐渐变小或消失时，则说明骨折断端已紧密接触。

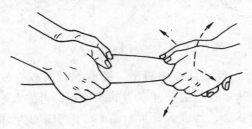

图 9-6 摇摆

**6. 折顶** 适用于重叠移位骨折，如横断、锯齿型骨折，特别是肌肉发达的患者，单靠牵引力量不能完全矫正重叠移位。医生两手拇指抵于突出的骨折一端，其他四指重叠环抱于下陷的骨折另一端，在牵引下两拇指用力向下挤压突出的骨折端，并加大成角，依靠拇指的感觉，评估骨折的远近端骨皮质已经相顶时骤然行反折操作。反折时环抱于骨折另一端的四指将下陷的骨折端猛力向上提起，而拇指仍然用力将突出的骨折端继续下压（图9－7）这样较容易矫正重叠移位畸形。对于单纯前后移位者，可采用正位折顶，如若同时合并有侧方移位者，则需要行斜向折顶。通过此手法既可纠正重叠移位，又可矫正侧方移位。这一手法操作多用于前臂骨折。

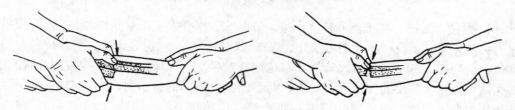

图9－7　折顶

**7. 触碰**　又称叩击手法，横断型骨折复位夹板固定后，可用一手固定骨折部，另一手轻轻叩击骨折的远端（图9－8），使骨折断端逐渐嵌插，稳固复位效果。

**8. 分骨**　用于纠正人体两骨或多骨并列部位的骨折，如尺桡骨、掌骨等部位的骨折。复位骨折操作时，用两手拇指及食、中、无名三指由骨折部的掌背侧对向夹挤两骨间隙（图9－9），恢复正常的骨与骨之间的间隙而使骨间膜紧张，从而使靠拢的骨折端分开，骨折端相对稳定，与此同时并列的双骨折就像单骨折一样获得复位。

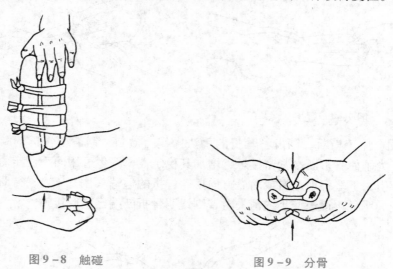

图9－8　触碰　　　　　　　　　图9－9　分骨

**9. 回旋**　适用于矫正背向移位的斜型、螺旋形骨折或有软组织嵌入的骨折。对于有软组织嵌入的横断骨折，在持续拔伸牵引的基础上，再加大牵引力量即过度牵拉而使两骨折断端先处于分离状态，待嵌入骨折断端的软组织解脱后稍减小牵引力量后继续维持牵引状态，医生分别握远近骨折端，按原来骨折移位方向逆向回转（图9－10），从而使骨折断端回位。对于骨折断端是否完全回位及嵌入的软组织是否完全解脱，则需要通过断端的骨擦音来判断。实施回旋操作，若感到回旋遇阻，应改变方向，切忌同一方向强行实施暴力操作。此手法操作一般用于前臂单纯的尺骨或桡骨骨折。

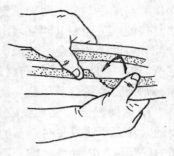

图 9－10 回旋

## 二、注意事项

**1. 明确诊断** 在实施手法前，首先要对患者的全身情况做综合诊断与评价。如是否损伤头部、是否存在并发症等，对其病史做全面了解。在确认其不存在明显的危及生命的头颅病变和内科疾病的前提下，再进行全面而仔细的全身体格检查以明确专科的诊断，以免漏诊、误诊。在诊断时一定要全面了解疾病的特点，如是骨折，根据其受伤时的受力情况判断其骨折的性质和移位的特点，是否合并有神经血管的损伤，若无神经血管损伤则进一步判断骨折的性质和特点，可以借助辅助检查，如病变局部的 X 线片来进一步明确诊断，并快速分析确定实行手法的大致方案，围绕手法复位而积极准备。

**2. 操作细节** 诊断明确后，方可进行手法操作，操作时要做到"巧生于内，手随心转，法从手出"的效果。医生实施手法时尽量让患者处于较舒适的体位，使其肌肉放松，同时掌握其情绪变化，引导其情绪的方向，消除其紧张和不安。

**3. 全身情况** 合并有较严重的内科疾病患者，可进一步做检查，如心脏病患者，复位前行心电图检查以了解心脏情况，评估手法操作的风险，若心电图有明显异常，则可临时固定骨折部位，待内科病情稳定后再行手法复位；对于全身多发性骨折患者，应首先考虑保住生命的方案，如四肢骨折合并有骨盆骨折者，则需要观察骨盆骨折的并发症，避免发生失血性休克，可先临时固定四肢，待病情稳定后再考虑四肢骨折的复位。

**4. 复位标准** 骨折复位，力争达到解剖或功能复位，恢复骨折的对位对线，纠正畸形，促进骨折愈合，术后也能获得满意的功能效果。

解剖复位，即骨折段通过复位，骨折的移位和畸形完全纠正，恢复了骨的正常解剖关系，对位（指两骨折端的接触面）、对线（指两骨折端在纵轴上的关系）完全纠正。

功能复位，即经复位后，两骨折端虽未恢复至正常的解剖关系，但骨折愈合后对肢体功能无明显影响。每一部位的功能复位要求均不一样，一般认为功能复位的标准为：①骨折部位的旋转移位、分离移位必须完全矫正。②缩短移位在成人下肢骨折中不超过 1cm；儿童若无骨骺损伤下肢缩短在 2cm 以内，因在生长发育过程中可以自行矫正。③成角移位：下肢骨折轻微的向前或向后成角，与关节活动方向一致，日后可在骨痂改造期内自行矫正；向侧方成角移位，与关节活动方向垂直，日后不能矫正，必须完全复位，否则关节内、外侧负重不平衡，易引起创伤性关节炎。上肢骨折要求也不一致，肱骨干稍有畸形，对功能影响不大；前臂双骨折则要求对位、对线均好，否则影响前臂旋转功能。④长骨干横形骨折，骨折端对位至少达 1/3，干骺端骨折至少对位 3/4。

**5. 合适麻醉** 对于疼痛特别敏感和年龄偏大的患者，给予适当麻醉。对于病程超过 2 周的陈旧性骨折，由于局部硬肿，骨折复杂，复位困难，上肢则可采用臂丛神经阻滞麻醉，下肢可采用腰椎硬膜外麻醉，一般不主张采用全身麻醉，待麻醉满意后再行手法复位。

**6. 复位准备** 复位准备包括两方面，一是人员，二是器材。人员准备时，要确定操作者与助手，分工明确，突出操作者的主导地位，助手应全力做好配合，所有参与手法复位的人员需要共同复习患者全身情况、受伤机制、骨折类型、移位情况等，操作者分配好各助手的角色，认识达成一致，确保动作协调。器材方面，准备好手法复位后固定所需的一切物品，如石膏、绷带、小夹板、棉垫、牵引装置等。若患者合并有内科疾病，则需要准备急救用品，最大限度地避免意外发生。

**7. 医助配合**　要求大家集中精力，切忌使用暴力。操作过程中，特别是操作者，要随时注意手法复位时手下的感觉，密切观察患部外形的变化及患者本人的反应，集中精力，争取一次性快、准、巧地复位成功。另外，在实施操作前一定要确定手法实施的具体方案，尽量不要出现手法操作过程中临时变更方案；若有变动，则应积极沟通，默契配合，以便达到预期的手法效果。

**8. X 线检查**　手法复位后，X 线检查是必要的辅助工具，为了减少 X 线对患者和医生的伤害，避免在 X 线直视下进行操作。当手法操作成功完成后，一般需要进行外固定或牵引，并复查 X 线片。

**9. 特殊病例**　对于一些特殊的骨伤科患者，如桡骨远端骨折合并心脏病、年龄偏大的患者，应检查心电图；对身体耐受力差的病人，可术前辅以麻醉，以减轻手法操作时的疼痛，以及对心脏的刺激，从而保证手法操作的顺利进行。

## 第三节　脱位整复手法

脱位即构成人体的骨端关节面脱离正常的解剖位置。宋代《圣济总录》记载："凡坠堕颠扑，骨节闪脱，不得入臼，遂致蹉跌者，急须以手揣搦，复还枢纽。"主张对脱位患者实行及时的整复。清代胡廷光著《伤科汇纂·上髃歌诀》记载："上髃不与接骨同，全凭手法及身功，宜轻宜重为高手，兼吓兼骗是上工，法使骤然人不觉，患如知也骨已拢。"体现出脱位整复手法的灵活与轻巧，同时强调牵引力量的重要性。

### 一、操作要点

关节脱位的手法整复操作主要分两步来实现，一是通过手法（主要是拔伸、牵引）缓解或消除患关节周围软组织的痉挛和紧张状态，使影响关节回归原位的阻挡物解除；二是手摸心会，依靠杠杆的作用原理，用医生的手、足、膝、肘等或辅助器械运用屈伸回旋、端提挤按、足蹬膝顶等手法操作使脱位的关节重新回位。

**1. 拔伸牵引**　当四肢关节脱位体时，骨关节的头脱离臼窝至周围软组织中，由于脱位造成疼痛刺激而发生反射性痉挛，更加重了软组织的紧张状态，使脱出的骨关节头在异常的位置处于相对稳定的状态之中而无法自行回位。在这种状态下，要想使脱出的关节复位，则需要先行拔伸牵引来缓解或解除肌肉的紧张状态，使肌肉相对松弛，便于运用整复手法来整复脱位。对于骨关节的脱位，在行对抗性的拔伸牵引时一定要注意牵引的力量、方向及牵引力量的稳定性和持续时间。人体大关节部位的肌肉一般较丰厚，医生要维持长时间的拔伸牵引力且保持力量稳定则有较大难度，很容易出现单纯手力牵引力量不足和因疲劳而造成力量不稳定的情况，故可借助宽布带或墙钩做对抗牵引（图 9-11），充分发挥杠杆的作用原理。如肩关节的脱位整复操作，取患者仰卧位，自患侧腋窝下用一宽布带绕胸前与背后，助手牵拉布带的两头，向健侧做对抗牵引。同时，另一助手握住患肢腕部及前臂，以患者身体纵轴为基线，外展约 60° 的位置做对抗牵引，待两位助手拔伸牵引约几分钟后，肩关节可自行回位。如未自行回位者，则医生用手自腋部将肱骨头向外后侧推挤即可使脱出之肩关节复位。

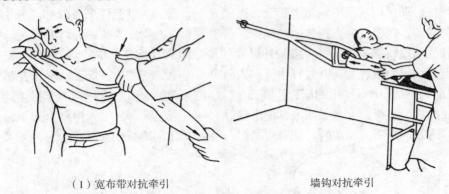

（1）宽布带对抗牵引　　　　　　墙钩对抗牵引

图 9 - 11　宽布带或墙钩做对抗牵引

**2. 杠杆支撑**　由于人体易发生脱位的骨关节处肌肉均较丰厚，故在使用手法操作时需要借助巧力而非暴力，巧力则来源于杠杆支撑作用。一般选用木棍、柱子、椅背等作为杠杆的支撑点，借力来发挥整复作用，多用于陈旧性脱位或复杂的肩关节脱位。现以肩关节脱位借助杠杆作用整复为例来说明此操作要点。取患者站立位（患者个高时可考虑其采用坐位），将一长约 2m、直径为 10cm 的圆形木棒之中段用棉垫包裹后，放置于患者患侧腋窝，两助手采用大小均等的力量同时上抬木棒的两端，医生双手握住其腕部或前臂于垂直向下稍外展位向下持续牵引，一般几分钟后脱位可轻松整复（图 9 - 12），此牵引的目的是缓解或解除肩关节周围肌肉和其他软组织的痉挛状态，从而使肱骨头顺利摆脱来自关节盂下的阻挡。对于陈旧性肩关节脱位，由于其肩部软组织已广泛粘连，整复时，首先要松解其粘连，建议此整复操作借助局部或颈丛麻醉，当软组织处于麻醉状态下更容易获得相对松弛的状态，以利于整复。麻醉满意后，医生持续牵引，并增大其外展的角度，并从各个方位广泛活动患肢，以松解肩关节周围的粘连组织。在此操作中需要注意的是，陈旧性脱位，牵引力量相对较大，手法操作时活动范围也较大，对于有明显骨质疏松的患者，建议慎用，以避免引起骨折和神经血管的损伤。

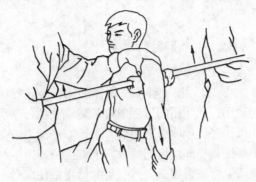

图 9 - 12　杠杆支撑

**3. 屈伸回旋**　一般用于整复肩、髋等大关节的脱位。其是伸直、屈曲、外展、内收、旋转等手法操作的综合运用，当脱位的关节头被关节囊、肌腱、韧带等软组织交锁住时，单纯的牵引可能加剧其紧张状态而增加整复难度，而联合运用屈伸和回旋的手法操作，可使脱出的关节头由原路归位。下面以髋关节后脱位的整复手法为例来说明此操作要点。取患者仰卧位，助手用双手固定患者骨盆，医生立于患侧，一手握住患肢踝部，另一手以肘窝提托腘窝部，医生在向上提拉的基础上，将患者大腿内收、内旋，并将其髋关节极度屈曲，使膝部贴近腹部，然后再将患肢外展、外旋、伸直（图9-13），在整个过程中均要保持一定的牵引力量。若在此过程中听到入臼声则说明整复成功。此手法操作在清代钱秀昌的《伤科补要》中有详细的记载，其曰："（髋关节）若出之则难上，因其膀大肉厚，手捏不住故也。必得力大者三四人，使患侧卧，一人抱住其身，一人捏膝上拔下，一手擎其骱头迭进，一手将大膀曲转，使膝近其腹，再令舒直，其骱有响声者已上。"

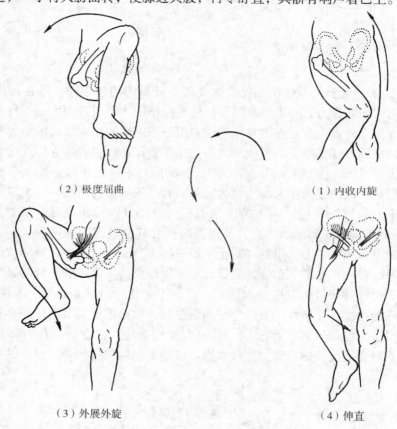

（2）极度屈曲　　　　　　　　　　　　　（1）内收内旋

（3）外展外旋　　　　　　　　　　　　　（4）伸直

图9-13　屈伸回旋

**4. 端提挤按**　即端、提、挤、按4种手法操作的综合，在临床中这些单独或联合使用均可，各种脱位的整复均适用，在使用的过程中常常建立在拔伸牵引手法操作的基础上。下面用肘关节脱位来说明此操作手法。取患者坐位，助手立于患者背侧，用双手握其上臂，医生立于患者前面，以双手握住其腕部，将前臂放置于旋后位，医生与助手对抗牵引3分钟左右后，医生用一手握其腕部保持牵引状态，另一手的拇指抵住肱骨远端向后推按，其余四指放置于尺骨鹰嘴处，向前端提，并缓慢将肘关节屈曲（图9-14），此时若听见入臼声即说明脱位已整复。

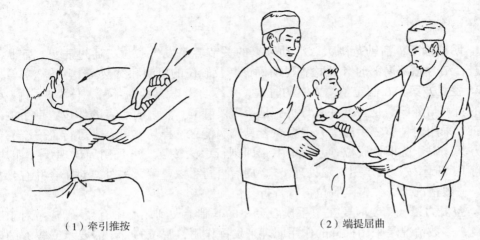

（1）牵引推按　　　　　　　　　　　　　（2）端提屈曲

图9-14　端提挤按

**5. 足蹬膝顶**　在缺乏助手的情况下，对于肩、肘、髋等关节的脱位整复可采用一个人操作的办法，即足蹬膝顶。对于足蹬操作，下面以肩关节脱位为例说明操作手法。取患者仰卧位，医生站于患侧，双手握住患肢前臂或腕部，使患肢处于伸直外展位。然后医生脱掉自己的鞋子（左侧脱位脱左足鞋，右侧脱位则脱右足鞋），将足蹬于患肢腋下，对抗持续牵引，力量缓慢而均匀，通过足蹬手拉的对抗牵引，使患肢外旋后内收，同时医生足跟轻轻用力向外侧顶住肱骨头，听见入臼声即表示成功复位（图9-15）。对于膝顶操作，下面以肘关节后脱位为例说明操作手法。取患者坐位，医生站于患侧正前方，一手握其前臂，另一手握其腕部，同时将一足（左侧脱位用左足，右侧脱位则用右足）踩踏于坐椅上，用膝顶于患肢肘窝内侧，沿前臂纵轴方向行拔伸对抗牵引，接着逐渐屈肘，当医生有入臼感时即表示整复成功（图9-16）。

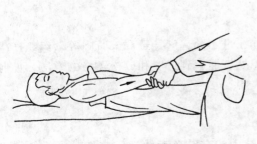

图9-15　足蹬

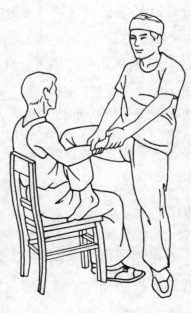

图9-16　膝顶

## 二、注意事项

**1. 明确诊断** 活动范围大、活动频繁的关节容易发生脱位。通过病史、症状及体格检查，结合患部局部的 X 线检查可明确诊断及脱位的机制和类型。

**2. 整复方案** 在制定整复方案的时候，要综合考虑患者的年龄、体型、内科疾病、脱位的新鲜与陈旧、是否合并有骨折、是否需要麻醉、整复时患者的体位、助手的数量与分工、采用何种整复手法等，根据患者具体病情，选择切实可靠、可行且安全有效的整复方案。对于陈旧性脱位，一般不主张即刻行手法整复，可采用局部理疗（如热敷、熏洗等）、推拿按摩或牵引对症处理 1~2 周后再行手法整复。另外，对于合并有骨折的脱位，一般情况下，先整复脱位再行骨折复位。

**3. 整复力量** 整复时要在"手摸心会"的基础上做到"心中有数"，注意对于脱位的整复，多数情况是采用杠杆的作用原理来发挥作用，脱位的骨干需要承受较大的剪切力或扭转力，故整复时的手法操作务必要巧轻，切忌使用暴力，整复时要做到刚柔相济，把握好整复的力量大小与方向，以避免造成新的损伤甚至骨折。

# 第四节　理筋手法

理筋手法是由整脊、推拿按摩等手法所组成。早在《黄帝内经》就有理筋手法的记载，指出"不通则痛，痛则不通"，并讲到"按之则热气至，热气至则痛止矣"。经历代医家的不断发展，目前理筋手法内容丰富，流派众多，本节重点讲述理筋手法的功效、分类及操作。

## 一、功效

理筋手法是治疗筋伤的主要方法之一，手法治疗的作用也是多方面的，其主要功效有以下几点：

### （一）活血化瘀，消肿止痛

肢体被外力所伤，血离经脉，积聚而成血肿，进而壅塞经脉而为肿，"不通则痛"而为痛。理筋手法可以使气血通畅，加速局部瘀血的吸收，从而达到活血散瘀，消肿止痛。正如《医宗金鉴·正骨心法要旨》指出："为肿为痛，宜用按摩法，按其经络，以通郁闭之气，摩其壅聚，以散郁结之肿，其患可愈。"

### （二）舒筋活络，解除痉挛

肢体受到损伤或慢性劳损所产生的疼痛，可不同程度导致局部肌肉等软组织产生痉挛，甚至功能受限。理筋手法直接作用于患处，能起到舒展和放松经络的效应，使脉络通畅，从而解除痉挛，恢复肢体功能活动。

### （三）理顺筋脉，整复错位

《医宗金鉴·正骨心法要旨》指出："其中或有筋急而转摇不甚便利，或有筋纵而运动不甚自如，又或有骨节间微有错落不合缝者"，从而引起关节活动受限或出现交锁，这就是所谓的"筋出槽、骨错缝"。理筋手法可理顺扭曲，整复错缝，恢复关节的正常活动。《医宗金鉴·正骨心法要旨》指出："跌仆闪失，以致骨缝开错"，"以手推之，使还旧处也"。

### （四）松解粘连，通利关节

急性损伤后期或慢性筋伤，由于局部血肿机化或损伤性炎症产生，加之肢体长期制动，往往造成损伤局部组织间粘连、纤维化和瘢痕化，致使肢体关节功能活动障碍。运用舒筋和关节活络法，再配合练功，可软化瘢痕，松解粘连，通利关节，使关节功能逐步恢复正常。

### （五）散寒除痹，调和气血

肢体损伤日久或慢性劳损，往往使正气虚弱，抗力不足，风寒湿邪易乘虚侵袭肢体，以致经络不通、气血不和，出现肢体麻木、疼痛等症。通过手法刺激穴位"得气"或反复强手法刺激局部，可以起到调和气血、温通经络、散寒除痹的作用，进而促使肢体功能的恢复。

## 二、分类及操作

理筋手法主要是运用按摩推拿手法对伤筋进行矫治，是运用手法纠正因扭挫伤引起筋络扭曲、挛缩、粘连，使筋络舒展顺活。传统理筋手法可分为舒筋通络手法和活络关节手法两大类。

### （一）舒筋通络手法

**1. 推法**　用指、掌、肘关节等部位着力于人体一定部位或穴位，做单方向直线或弧形推进，称为推法（图9－17）。用指称指推法，用掌称掌推法，用肘称肘推法。具有舒筋通络，消瘀散结，活血止痛，缓解痉挛的作用。临床多用于腰背肌、四肢部风湿痹痛、筋肉拘急疼痛、软组织损伤、感觉迟钝等症。操作时指、掌或肘要紧贴体表，手法用力要稳，推进速度要缓慢而均匀，并要保持一定压力于深部组织。

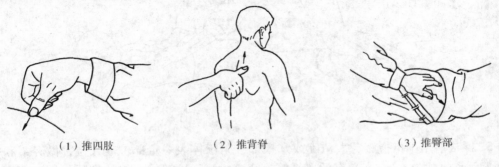

（1）推四肢　　　　　（2）推背脊　　　　　（3）推臀部

图9－17　推法

**2. 拿法**　用拇指与其他四指相对，用力一紧一松挤捏肌肉、韧带等软组织。根据治疗部位的大小，可分别使用三指拿、四指拿、五指拿（图9－18）。具有疏通经络，解痉止痛，活血消肿，松解软组织粘连，解除疲劳的作用。常用于颈肩、四肢等部位，治疗颈肩痛、四肢关节及肌肉痛等症。操作时腕部放松，指腹用力，提拿方向应与肌腹垂直，用力要由轻至重再由重至轻，不可突然用力。

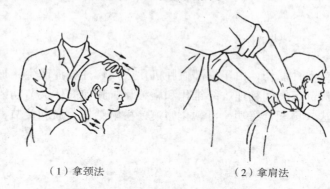

（1）拿颈法　　　　　　　　　（2）拿肩法

图9-18　拿法

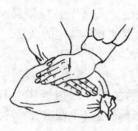

图9-19　按法

**3. 按法**　用指端、指腹、手掌、肘尖或足部着力在体表某一部位，逐渐用力向下按压的一种手法（图9-19）。具有疏通筋脉，开通闭塞，活血止痛，调整小关节的作用。适用于全身各部位。手掌按压常用于腰背、胸腹部；肘压法适用于肌肉丰厚的部位，如臀部。临床常用于治疗急慢性腰腿痛，肌肉痉挛等症。按压方向要垂直，用力由轻到重，稳而持久，不可暴力猛然按压。

**4. 摩法**　用食、中、环3指或手掌附在体表一定部位，做以腕关节为中心的环形而有节奏的抚摩（图9-20）。具有镇静止痛，消瘀退肿，缓解紧张的作用。临床多用于胸、腹、背、腰部，因其手法轻柔，常作为理筋开始阶段的手法，使患者逐渐适应；或作为结束阶段的手法，以缓和强手法的刺激。操作时肘关节微屈，腕部放松，指掌自然伸直，动作缓和而协调。顺时针或逆时针方向均可。

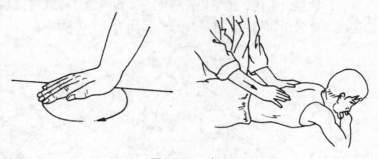

图9-20　摩法

**5. 揉法**　用手指指腹、大鱼际或掌根部吸附于体表一定部位或穴位，做轻柔和缓的回旋活动（图9-21）。具有活血舒筋，解痉止痛，松解软组织粘连的作用。多用于疼痛局部，软组织粘连性疾病或缓和强手法刺激。操作时腕部放松，以前臂带动腕和掌指活动，应紧贴皮肤不移，使皮下组织随指或掌的揉动而滑动。

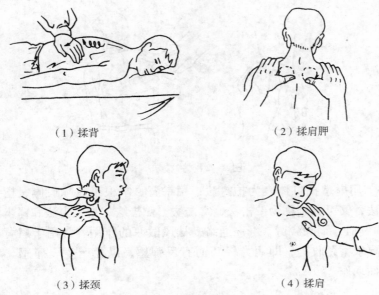

（1）揉背　　　　　　　　　　（2）揉肩胛

（3）揉颈　　　　　　　　　　（4）揉肩

图 9-21　揉法

**6. 擦法**　用手背部在体表一定部位连续往返滚动的一种手法（图 9-22）。具有疏经通络、解痉止痛、消除肌肉疲劳的作用。适用于肌肉丰满的部位。可用于因陈伤、劳损引起的筋骨酸痛、肢体瘫痪等症。操作时要以腕关节的灵活摆动带动掌指关节部的运动。滚动时着力点必须紧贴皮肤，不可跳动，切忌来回摩擦而造成皮肤损伤。

**7. 擦法**　用大、小鱼际或全手掌附着在体表一定部位，做上下或左右直线往返摩擦（图 9-23）。具有活血散瘀，消肿止痛，温经散寒，松解粘连的作用。适用于肌肉丰厚部位的慢性劳损和风寒湿痹痛等，如腰背部。操作前宜先用润滑剂，以防擦破皮肤。操作时着力部位要紧贴体表，往返距离要长而直，动作要均匀连续。

**8. 弹拨法**　弹，是用拇指和食指指腹相对提捏肌肉或肌腱再迅速放开使其弹回的一种方法；拨，是以指端置于肌肉、肌腱等组织一侧，做与其走行垂直方向的滑动。二者可单独使用，也可综合运用（图 9-24）。具有舒筋活络，缓解肌肉痉挛，剥离粘连的作用。常用于浅表部位的肌肉、肌腱损伤、粘连和肥厚增粗等。操作时力量由轻渐重，迅速有力，动作要具有柔和感和弹性感，快提快放。

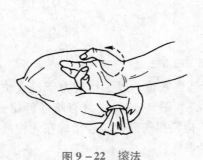

图 9-22　擦法

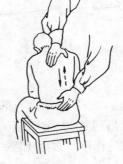

图 9-23　擦法

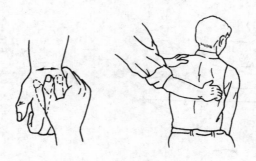

图 9-24 弹拨法

**9. 拍击法** 用虚掌拍打体表为拍打法；用拳背、掌根小鱼际尺侧、指尖或桑枝棒击打体表为击法，又可分别称为拳击法、掌击法、侧击法、指尖击法和棒击法。（图9-25）。具有疏通气血，消除疲劳，舒筋通络，祛风散寒的作用。常用于肩背、腰臀及下肢部。拍击时要求蓄劲收提，即用力轻巧而有反弹感，以免产生震痛感。动作快慢适中，不能有拖抽动作。

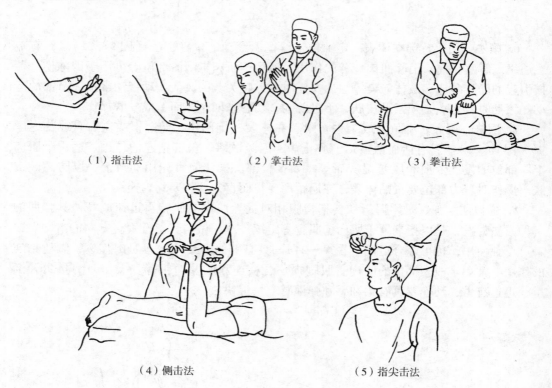

（1）指击法　　　　　　（2）掌击法　　　　　　（3）拳击法

（4）侧击法　　　　　　　　　（5）指尖击法

图 9-25 拍击法

**10. 点压法** 根据经络循行部位，选择适当穴位，以手指着力于该穴位上逐渐用力按压的一种以指代针的手法，又称指针疗法（图9-26）。具有疏通经络，宣通气血，调和脏腑阴阳的作用。多用于腰背部劳损，神经损伤或瘫痪。指端在穴位处放稳后，逐渐发力，由轻到重。一般选取阿是穴或循经取穴。

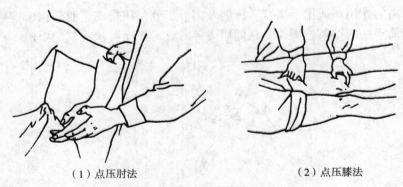

（1）点压肘法　　　　　　　　　（2）点压膝法

图 9 − 26　点压法

**11. 抖法**　用双手或单手握住患肢远端，做小幅度连续快速上下抖动，使关节有舒松感（图 9 −27）。具有松弛肌肉，滑利关节的作用。多用于四肢肌肉和关节损伤，以上肢多用。操作时，嘱患者放松肌肉，抖动幅度要小，频率要快，用力要巧。

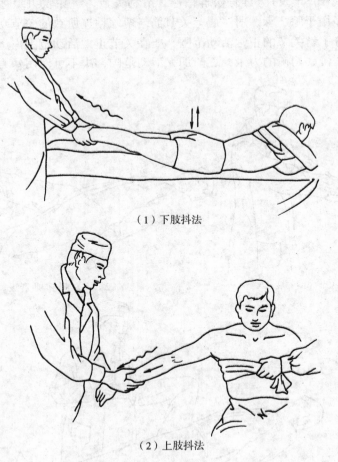

（1）下肢抖法

（2）上肢抖法

图 9 − 27　抖法

**12. 搓法**　以双手掌或以拇指尺侧面与食指桡侧面置于肢体两侧面，相对用力做方向相反的来回快速搓揉，并同时做上下往返移动（图 9 −28）。具有疏通气血，舒筋活络，松弛肌肉的作用。适用于腰背、胸胁及四肢部软组织损伤、肌肉拘挛痹痛。一般与抖法作为理筋手法的结束。操作时两侧用力要对称，搓动要快，移动要慢。

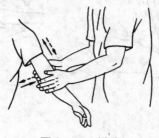

图 9 - 28　搓法

## （二）活络关节手法

**1. 屈伸收展法**　屈，为屈曲折返；伸，为拔伸牵引。是被动屈曲或伸展受限制关节的一种手法（图 9 - 29）。具有松解粘连，滑利关节，解除软组织痉挛或关节软组织嵌顿的作用。多用于膝、踝、肘、肩等关节筋络挛缩粘连所致的关节功能障碍。应用该手法前，要充分了解关节的正常活动范围，要在关节正常活动范围内运用。对于活动障碍的关节，用缓慢、均衡的力量，逐渐加大活动范围，决不可使用暴力或蛮力。

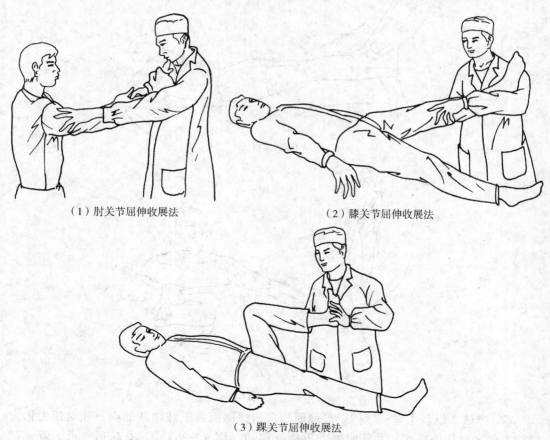

（1）肘关节屈伸收展法　　　　　（2）膝关节屈伸收展法

（3）踝关节屈伸收展法

图 9 - 29　屈伸收展法

**2. 旋转摇晃法** 本法适应于脊柱疾患或关节功能障碍，是被动旋转摇晃活动的一种方法，常与屈伸法合用。分为四肢旋转摇晃法、颈部旋转法、腰部旋转法（图9-30）。具有松解粘连，滑利关节，促进关节功能恢复的作用。适用于四肢关节及颈、腰椎关节功能障碍。操作时旋转摇晃幅度必须从小到大，动作要和缓，用力要稳，幅度的大小应根据关节功能活动的范围及关节功能障碍的程度而定，适可而止。本法具有整复脊椎骨错缝，松解四肢关节滑膜、韧带及关节囊之粘连，恢复脊柱及四肢关节功能的作用。

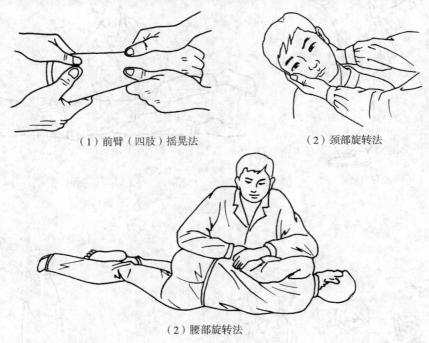

（1）前臂（四肢）摇晃法　　　　（2）颈部旋转法

（2）腰部旋转法

图9-30 旋转摇晃法

**3. 腰部背伸法** 亦属整脊手法。本法含有拔伸与背伸两种作用力。分为立位、卧位两种（图9-31）。具有松弛腰背肌，调整骨缝，牵伸脊椎的作用。临床上可用于腰部扭伤、腰椎后关节紊乱及腰椎间盘突出症。立位操作时，臀部的晃动及双膝屈伸动作要协调一致。

**4. 拔伸牵引法** 医生与助手分别握住患肢远端和近端，对抗用力牵引（图9-32）。具有舒筋通络，松弛肌肉，牵伸挛缩的作用。多用于关节挛缩、扭伤及小关节错缝。操作时，先顺肢体原来体位，然后再沿肢体纵轴对抗牵引，用力应持续稳定，轻重适宜。

**5. 踩跷法** 患者俯卧位，在胸部及大腿部各垫数枕，使腹（腰）部悬空。医生双手扶住横木梁（以控制踩踏的力量）进行踏跳（图9-33）。具有通络止痛，松弛肌肉，松解粘连的作用。临床可用于顽固性腰痛，如腰椎间盘突出症。根据患者的体质和病情，控制踩踏的力量及弹跳的幅度，同时嘱患者踩踏时呼气，跳起时吸气，切忌屏气。本法压力大，刺激强，忌用于体质虚弱及脊椎骨质病变者。

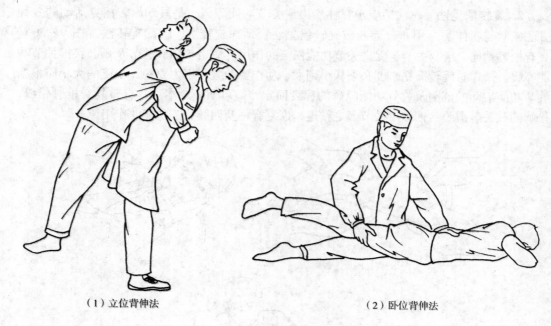

（1）立位背伸法 　　　　　　　　　　　　　　　（2）卧位背伸法

图9-31　腰部背伸法

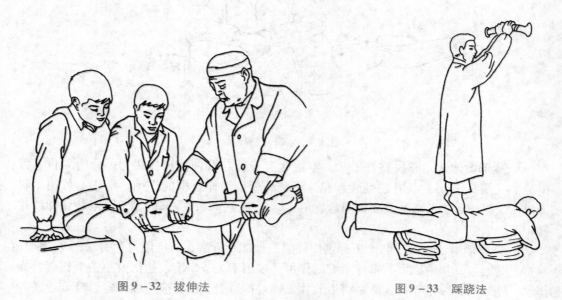

图9-32　拔伸法　　　　　　　　　　　图9-33　踩跷法

# 第十章　固定疗法

固定疗法是治疗损伤的一项重要措施，是保证损伤筋骨组织正常愈合的必要条件。固定疗法主要应用于骨折、脱位、筋伤等疾病，具有防止骨折、脱位复位后再移位，预防继发性损伤，减轻疼痛的作用。目前常用的固定方法包括外固定与内固定两大类。外固定有夹板、石膏、绷带、牵引、支具、支架固定等；内固定有钢丝、螺丝钉、接骨板、髓内针等。良好的固定方法应满足以下条件：①固定稳定：能有效地固定骨折、脱位，消除不利于骨折愈合的旋转、剪切和成角外力，使骨折断端相对稳定；②非功能替代：对伤肢关节约束小，有利于功能活动，不干扰正常的组织修复，为肢体功能康复创造有利条件；③操作简单：操作过程简单，技术要求低；④创伤小：对骨及周围组织操作少，被固定肢体组织损伤小，保持损伤处血运正常。

## 第一节　外固定

外固定是指损伤后用于体外的一种固定方法。目前常用的外固定方法有：夹板固定、石膏固定、牵引疗法、外固定器固定及支具固定等。

### 一、夹板固定

骨折复位后选用不同的固定材料，如柳木板、竹板、杉树皮、纸板等，根据肢体的形态加以塑形，制成适用于各部位的夹板，并用扎带扎缚，以固定垫配合保持复位后的位置，这种固定方法称为夹板固定。夹板固定是从肢体功能出发，通过扎带对夹板的约束力、固定垫对防止或矫正骨折端成角畸形和侧方移位的效应力，以及肢体肌肉收缩活动时所产生的内在动力，克服移位，使骨折断端复位后保持稳定。因此，夹板固定是临床治疗骨折常用的固定方法。

#### （一）夹板固定的作用机理

**1. 扎带、夹板、压垫的外部作用力**　扎带的约束力是外固定力的来源，这种作用力通过夹板、压垫和软组织传导到骨折段或骨折端，以对抗骨折发生再移位。如三垫固定的挤压杠杆力可防止骨折发生成角移位，二垫的固定挤压剪切力可防止骨折发生侧方移位，配合持续骨牵引能防止骨折端发生重叠移位。

**2. 肌肉收缩的内在动力**　骨折经整复后，夹板只固定骨折的局部和一个关节，一般不超过上下关节，这样既有利于关节屈伸及早期进行功能锻炼，又不妨碍肌肉纵向收缩活动，使两骨折端产生纵向挤压力，加强骨折端紧密接触，增加稳定性。另一方面，由于肌肉收缩时体积膨大，肢体的周径随之增大，肢体的膨胀力可对压垫、夹板产生一定的挤压作用力，与此同时，骨折端亦承受了由夹板、压垫产生同样大小的反作用力，从而也增强了骨折断端的稳定性，并起到了矫正骨折端残余移位的作用。当肌肉舒展放松时，肢体周径恢复原状，夹板也恢复到原来的松紧度。因此，按照骨折不同类型和移位情况，在相应位置放置恰当的压垫，并保持扎带适当的松紧度，可把肌肉收缩易引起骨折再移位的不利因素转化为对骨折愈合的有利因素，但肌肉收缩活动必须在医护人员的指导下进行。为此，必须根据骨折类型、部位、病程的不同阶段和患者不同年龄等进行不同方式的练功活动。

**3. 伤肢置于与移位倾向相反的位置**　肢体骨折后的移位，可由暴力作用的方向、筋肉牵拉力和远端肢体的重力等因素引起。即使骨折复位后，这种移位倾向仍然存在，因此应将肢体置于逆损伤机制方向的位置，可以防止骨折再移位。

### （二）夹板固定的适应证和禁忌证

**1. 适应证**　①四肢闭合性骨折，包括关节内骨折及近关节骨折经手法整复成功者。股骨干骨折因肌肉发达收缩力大，需配合持续牵引。②四肢开放性骨折，创面小，或经处理伤口闭合者。③陈旧性四肢骨折运用手法整复者。

**2. 禁忌证**　①较严重的开放性骨折；②难以整复的关节内骨折；③难以固定的骨折，如髌骨、股骨颈、骨盆骨折等；④肿胀严重伴有水泡者；⑤伤肢远端脉搏微弱，末梢血液循环较差，或伴有重要血管损伤者。

### （三）夹板的材料与制作要求

夹板的材料应具备以下性能：

**1. 可塑性**　制作夹板材料能根据肢体各部的形态进行塑形，以适应肢体生理弧度的要求。

**2. 韧性**　具有足够的支持力而不变形，不折断。

**3. 弹性**　能适应肢体肌肉收缩和舒张时所产生的内部压力变化，发挥其持续固定复位作用。

**4. 吸附性与通透性**　夹板必须具有一定程度的吸附性和通透性，避免发生皮炎和毛囊炎。

**5. 质地宜轻**　过重则增加肢体的重量，增加骨折端的剪力和影响肢体练功活动。

**6. 能被 X 线穿透**　有利于及时检查。

常用的夹板材料有：杉树皮、柳木板、竹板、厚纸板、胶合板、金属铝板、塑料板等。木板、竹板应按损伤的部位和类型，锯成长宽适宜的形状，并将四角边缘刨光打圆。需要塑形者，用热水浸泡后再用火烘烤，弯成各种需要的形状；内粘毡垫；外套袜套。按大、中、小配成套备用。

夹板长度应视骨折部位的不同而异，分不超关节固定和超关节固定两种，前者适用于骨干骨折，夹板的长度等于或接近骨折段肢体的长度，以不妨碍关节活动为度；超关节固定适用于关节内或近关节处骨折，其夹板通常超出关节处 2~3cm，以能捆住扎带为度。夹板固定一般为 4~5 块，总宽度相当于所需要固定肢体周径的 4/5 或 5/6 左右。每块夹板间要有一定的间隙。夹板不宜过厚或过薄。一般而言，竹板为 1.5~2.5mm，木板为 3~4mm，如夹板增长时，其厚度也应相应增加。纸板以市售工业用纸板为佳，厚度 1~2mm，可根据肢体的部位和形态剪裁，两板间距约一指宽，在夹板内面衬以 0.5cm 厚毡垫或棉花。

### （四）固定垫

固定垫又称压垫，一般安放在夹板与皮肤之间。利用固定垫所产生的压力或杠杆力作用于骨折部，以维持骨折断端在复位后的良好位置。固定垫必须质地柔软，并具一定的韧性和弹性，能维持一定的形态，有一定的支持力，能吸水，可散热，对皮肤无刺激。可选用毛头纸、棉花、棉毡等材料制作（内放金属纱网等）。固定垫的形态、厚薄、大小应根据骨折的部位、类型、移位情况而定。其形状必须与肢体外形相吻合，以维持压力平衡。固定垫安放的位置必须准确，否则会使骨折端发生再移位。

**1. 固定垫种类**　常用的固定垫有以下几种（图 10-1）。

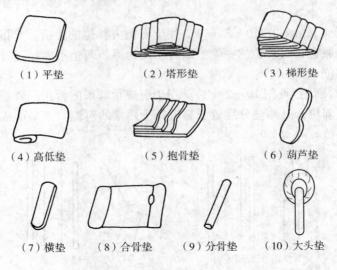

（1）平垫　（2）塔形垫　（3）梯形垫

（4）高低垫　（5）抱骨垫　（6）葫芦垫

（7）横垫　（8）合骨垫　（9）分骨垫　（10）大头垫

图 10-1　固定垫

（1）平垫：见图 10-1（1）。适用于肢体平坦部位，多用于骨干骨折。呈方形或长方形，其宽度可稍宽于该侧夹板，以扩大与肢体的接触面；其长度根据部位而定，一般 4~8cm；其厚度根据局部软组织厚薄而定，一般为 1.5~4cm。

（2）塔形垫：见图 10-1（2）。适用于肢体关节凹陷处，如肘、踝关节。为中间厚、两边薄、状如塔形的固定垫。

（3）梯形垫：见图 10-1（3）。为一边厚、一边薄，形似阶梯状。多用于肢体有斜坡处，如肘后、踝关节等。

（4）高低垫：见图 10-1（4）。为一边厚、一边薄的固定垫。用于锁骨骨折或复位后固定不稳的尺桡骨骨折。

（5）抱骨垫：见图10－1（5）。呈半月状，适用于髌骨及尺骨鹰嘴骨折。最好用绒毡剪成。

（6）葫芦垫：见图10－1（6）。厚薄一致，两头大、中间小，形如葫芦状。适用于桡骨头骨折或脱位。

（7）横垫：见图10－1（7）。为长条形厚薄一致的固定垫，长6～7cm，宽1.5～2cm，厚约0.3cm。适用于桡骨下端骨折。

（8）合骨垫：见图10－1（8）。呈中间薄、两边厚的固定垫，适用于下尺桡关节分离。

（9）分骨垫：见图10－1（9）。以一根铅丝为中心，外用棉花或纱布卷成（不宜过紧）筒状，其直径为1～1.5cm，长6～8cm。适用于尺桡骨骨折、掌骨骨折、跖骨骨折等。

（10）大头垫：见图10－1（10）。用棉花或棉毡包扎于夹板的一头，呈蘑菇状。适用于肱骨外科颈骨折。

**2. 固定垫使用方法**　使用固定垫时，应根据骨折的类型、移位情况，在适当的位置放置固定垫。常用的固定垫放置法有：一垫固定法、两垫固定法及三垫固定法。

（1）一垫固定法：主要用于压迫骨折部位，如肱骨内上髁骨折、外髁骨折，桡骨头骨折及脱位等。

（2）二垫固定法：见图10－2（1）。用于有侧方移位的骨折。骨折复位后，将两垫分别置于两骨端原有相对移位的一侧，以骨折线为界，两垫不能超过骨折端，以防止骨折再发生侧方移位。

（3）三垫固定法：见图10－2（2）。用于有成角畸形的骨折。骨折复位后，一垫置于骨折成角突出部位，另两垫分别置于靠近骨干两端的对侧。三垫形成杠杆力，防止骨折再发生成角移位。

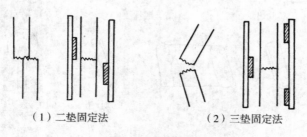

（1）二垫固定法　　　　　（2）三垫固定法

图10－2　固定垫使用方法

## （五）扎带

扎带的约束力是夹板外固定力的来源，扎带的松紧度要适宜。过松则固定力不够，过紧则引起肢体肿胀，压伤皮肤，重者则发生肢体缺血坏死。临床常用宽1～2cm布带，将夹板安置妥后，依次捆扎中间、远端、近端，缠绕两周后打活结于夹板的前侧或外侧，便于松紧。捆扎后要求能提起扎带，并在夹板上下移动1cm，即扎带的拉力为800g左右，此松紧度较为适宜。

（六）夹板固定的步骤

各部位及不同类型骨折其固定方法亦不一样。现以长骨干骨折局部小夹板固定为例，说明其操作步骤。

根据骨折的部位、类型及患者肢体情况，选择合适的夹板，并将所需用的固定器材准备齐全，整复完毕后，在助手维持牵引下，如需外敷药者将药膏摊平敷好，再将所需的压垫安放于适当的位置，用胶布贴牢。将棉垫或棉纸包裹于伤处，勿使其有皱褶，将夹板置于外层，排列均匀，板间距以 1～1.5cm 为宜。板的两端勿超过棉垫，骨折线最好位于夹板之中央，由助手扶持夹板，术者依次捆扎扎带，两端扎带距板端 1～1.5cm 为宜。固定完毕后，如需附长板加固者，可置于小夹板的外层，以绷带包缠；如需持续牵引者，按牵引处理。

（七）夹板固定后注意事项

1. 抬高患肢，以利肿胀消退。
2. 密切观察伤肢的血运情况，特别是固定后 3～4 天内更应注意观察肢端皮肤颜色、温度、感觉及肿胀程度。如发现肢端肿胀、疼痛、温度下降、颜色紫暗、麻木、伸屈活动障碍并伴剧痛者，应及时处理。切勿误认为是骨折引起的疼痛，否则有发生缺血性坏死之危险。
3. 注意询问骨骼突出处有无灼痛感，如患者持续疼痛，则应解除夹板进行检查，以防止发生压迫性溃疡。
4. 注意经常调节扎带的松紧度，一般在 4 日内因复位所致的继发性损伤、局部损伤性炎症反应，或夹板固定后静脉回流受阻，使组织内压有上升的趋势，可适当放松扎带。当组织内压下降、血循环改善、扎带松弛时应及时调整扎带的松紧度，保持 1cm 的正常移动度即可。
5. 定期进行 X 线检查，了解骨折是否发生再移位，特别是在 2 周以内要经常检查，如有移位及时处理。
6. 指导患者进行合理的功能锻炼，并将固定后的注意事项及练功方法向患者及家属交代清楚，医患密切合作方能获得良好的治疗效果。

（八）解除夹板固定的日期

夹板固定时间的长短，根据骨折临床愈合的具体情况而定，达到骨折临床愈合标准，即可解除夹板固定。

二、石膏固定

医用石膏系脱水硫酸钙（$CaSO_4 \cdot H_2O$），是由天然结晶石膏（$CaSO_4 \cdot 2H_2O$）煅制而成。将天然石膏捣碎，碾成细末，加热至 100℃～200℃，使其失去水分，即成白色粉状，变为熟石膏。使用时石膏粉吸水后又变成结晶石膏而凝固，凝固的时间随温度和石膏的纯度而异，在 40℃～42℃温水中，10～20 分钟即可凝固。石膏中加少许盐可缩短凝固时间。石膏干燥一般需要24～72小时。

　　石膏绷带是由纱布绷带黏附熟石膏粉制作而成，有很强的塑形能力，根据需要可折叠成不同层厚和大小，以备使用。吸水塑形后，石膏固定的形状可根据需要及肢体外形不同而不同，临床上常用石膏托、石膏夹、"U"型石膏、石膏管型、髋"人"字石膏、蛙式石膏、石膏床等固定。石膏凝固后体积膨胀1/500，故使用石膏管型不宜过紧。

　　**1. 石膏绷带的用法**　使用时将石膏绷带卷平放在30℃～40℃温水内，待气泡出净后取出，以双手分别握其两端，挤去多余水分，即可使用。石膏在水中不可浸泡过久，或从水中取出后放置时间不宜过长，因耽搁时间过长，石膏会很快凝固，如勉强使用，石膏绷带将不能互相凝固成为一个整体而影响固定效果。

　　**2. 石膏绷带内的衬垫**　为了防止骨隆突部皮肤和其他软组织因受压致伤，包扎石膏前必须先放好衬垫。常用的衬垫有棉纸、棉垫、棉花等，根据衬垫的多少，可分为有衬垫石膏和无衬垫石膏。有衬垫石膏衬垫较多，即将整个肢体先用棉花或棉纸自上而下全部包好，然后外面包石膏绷带；有衬垫石膏，患者较为舒适，但固定效果略差，多在手术后做固定用。无衬垫石膏，只在骨突处放置衬垫，其他部位不放；无衬垫石膏固定效果较好，石膏绷带直接与皮肤接触，十分服帖牢固，但骨折后因肢体肿胀，容易影响血液循环或压伤皮肤。

　　**3. 石膏绷带应用步骤**

　　（1）体位：将患肢置于功能位（或特殊要求体位）。如患者无法持久维持这一体位，则需使用相应的器具，如牵引架、石膏床等，或有专人扶持。

　　（2）保护骨隆突部位：放上棉花或棉纸。

　　（3）制作石膏条：在包扎石膏绷带时，先做石膏条，放在肢体一定的部位，加强石膏绷带某些部分的强度。其方法是在操作台上，按所需要的长度和宽度，将石膏绷带往返折叠6～8层，每层石膏绷带间必须抹平，不能有皱褶（图10－3）。或者不用制作石膏条，在包扎时，在石膏容易折断处或需加强处，按肢体的纵轴方向往返折叠数层，以加强石膏的坚固性。

　　（4）石膏托的应用：将石膏托置于需要固定的部位，为避免关节部出现石膏皱褶，可将其横向剪开一半或1/3，呈重叠状，而后迅速用手掌将石膏托抹平，使其紧贴皮肤。对单纯石膏托固定者，按体形加以塑形，用干纱布绷带包扎，关节弯曲部注意勿包扎过紧，以防边缘处的条索状绷带造成压迫而影响血运。对需石膏夹固定即双石膏托固定者，依前法再做一石膏托，置于前者相对的部位，然后用纱布绷带缠绕固定二者即可。

　　（5）包扎石膏的基本方法：环绕包扎如石膏管形固定时，一般由肢体的近端向远端缠绕，且以滚动方式进行，切不可拉紧绷带，以免造成肢体血液循环障碍。在缠绕的过程中必须保持石膏绷带的平整，切勿形成皱褶，尤其在第一、二层更应注意。由于肢体的上下粗细不等，当需向上或向下移动绷带时，要提起绷带的松弛部并向肢体的后方折叠（图10－4），不可翻转绷带（图10－5）。操作要迅速、敏捷、准确，两手互相配合，即一手缠绕石膏绷带，另一手朝相反方向抹平，使每层石膏紧密贴合，勿留空隙。石膏的上下边缘及关节部要适当加厚，以增强其固定作用。整个石膏的厚度，以不致折裂为原则，一般应为8～12层。最后将石膏绷带表面抹光，并按肢体的外形或骨折复位的要求加以塑形。因石膏易于成形，必须在成形前数分钟内完成，否则不仅达不到治疗目的，反而易使石膏损坏。对超过固定范围部分和影响关节活动的部分（不需固定关节），应加以修削。边缘处如石膏嵌压过紧，可将内层石膏托起，并适当切开。对髋"人"字石膏、蛙式石膏应在会阴部留较大空隙。最后用色笔在石膏显著位置标记诊断及日期。有创面者应将创面的位置标明，以备开窗。

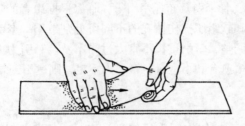

图 10－3　制作石膏条

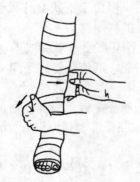
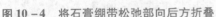
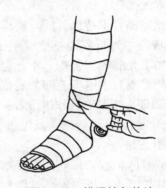

图 10－4　将石膏绷带松弛部向后方折叠　　　图 10－5　错误的包扎法

**4. 石膏固定后注意事项**

（1）石膏定型后，必须使其快干，可用电吹风或其他办法烘干。

（2）在石膏未干以前搬动病人或扶持肢体时，尽量用手掌托起石膏，注意勿使石膏折断或变形，忌用手指捏压，回病房后必须用软枕垫好。

（3）抬高患肢，以减少或避免肢体肿胀。随时观察指（趾）血运、皮肤颜色、温度、肿胀、感觉及运动情况。如果有异常变化，则应将石膏立即纵向切开进行处理。

（4）注意有无局部压迫症状，即局部持续性疼痛，如时间过久可引起皮肤坏死和溃疡。发现后应及时开窗减压或更换石膏。

（5）注意冷暖，寒冷季节注意外露肢体保温；炎热季节，对包扎大型石膏病人，要注意通风，防止中暑。

（6）保持石膏清洁，及时处理伤口渗出物及引流物，并勿被尿、粪等污物浸湿污染石膏。

（7）如因肿胀消退或肌肉萎缩致石膏松动者，应立即更换石膏。

（8）患者未下床前，翻身或改变体位时，应保护石膏原形，避免折裂变形。指导患者做石膏内的肌肉收缩活动，情况允许时，鼓励患者下床活动。

## 三、牵引疗法

牵引疗法是通过牵引装置，利用悬垂之重量为牵引力，身体重量为反牵引力，达到缓解肌肉紧张和强烈收缩，整复骨折、脱位，预防和矫正软组织挛缩，以及对某些疾病术前组织松解和术后制动的一种治疗方法。

牵引疗法有皮肤牵引、骨牵引及布托牵引等，临床根据患者的年龄、体质、骨折的部位和类型、肌肉发达的程度和软组织损伤情况的不同可分别选用。牵引重量根据缩短移位程度和患者体质而定，应随时调整，牵引重量不宜太过与不及。牵引力太重，易使骨折端发生分离移位，从而导致骨折迟缓愈合和不愈合；牵引力不足，则达不到复位固定的目的。

### （一）皮肤牵引

通过胶布条对皮肤的牵拉使作用力最终到达患处，这种治疗方法称皮肤牵引。此法对患肢基本无损伤，痛苦少，无穿针感染之危险。但由于皮肤本身所承受力量有限，同时皮肤对胶布黏着不持久，故其适应范围有一定的局限性。

**1. 适应证** 骨折需要持续牵引治疗，但又不需要强力牵引或不适合骨牵引、布带牵引者。如小儿股骨干骨折、小儿轻度关节挛缩症、老年股骨转子间骨折及肱骨髁上骨折因肿胀严重或有水泡不能即刻复位者。

**2. 禁忌证** 皮肤对胶布过敏者；皮肤有损伤或炎症者；肢体有血循环障碍者，如静脉曲张、慢性溃疡、血管硬化及栓塞等；骨折严重错位需要强力牵引方能矫正畸形者。

**3. 牵引方法**

（1）按肢体粗细和长度，将胶布剪成相应宽度（一般与扩张板宽度相一致），并撕成长条，其长度为骨折线以下肢体长度与扩张板长度两倍之和。

（2）将扩张板贴于胶布中央偏内侧 2～3cm 处，并在扩张板中央孔处将胶布钻孔，穿入牵引绳，于板之内侧面打结，防止牵引绳滑脱。

（3）防止胶布粘卷。术者将胶布两端按 3 等分或两等分撕成叉状，其长度为一侧胶布全长的 1/3～1/2。

（4）在助手协助下，骨突处放置纱布，术者先持胶布较长的一端平整地贴于大腿或小腿外侧，并使扩张板与足底保持两横指的距离，然后将胶布的另一端贴于内侧，注意两端长度相一致，以保证扩张板处于水平位置。

（5）用绷带缠绕，将胶布平整地固定于肢体上，勿过紧，以防影响血液循环。

（6）将肢体置于牵引架上，根据骨折对位要求调整滑轮的位置及牵引方向（图10-6）。

（7）腘窝及跟腱处垫棉垫，切勿悬空。

（8）牵引重量根据骨折类型、移位程度及肌肉发达情况而定。小儿宜轻，成人宜重，但不能超过 5kg。

**4. 注意事项** 及时检查牵引重量是否合适，太轻不起作用，过重胶布易滑脱或引起皮肤水泡；检查有无过敏性皮炎发生，特别是小儿皮肤柔嫩，对胶布刺激、牵拉反应较重者，若有不良反应，应及时停止牵引；检查胶布和绷带是否脱落，滑脱者应及时更换；特别注意检查患肢血运及足趾（指）活动及感觉情况。

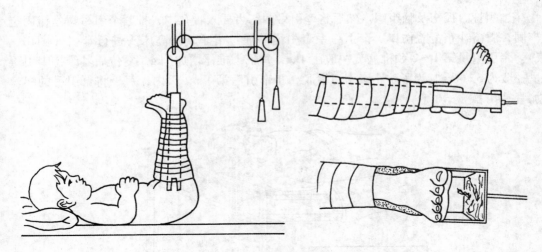

图 10－6　皮肤牵引

## （二）骨牵引

骨牵引又称为直接牵引，系利用钢针或牵引钳穿过骨质，使牵引力直接通过骨骼而抵达损伤部位，并起到复位、固定与制动的作用。其优点：可以承受较大的牵引重量，阻力较小，能有效克服肌肉紧张，纠正骨折重叠或关节脱位造成的畸形；牵引后便于检查患肢；牵引力可以适当增加，避免引起皮肤水泡、压迫性坏死或循环障碍；配合夹板固定，在保持骨折端不移位的情况下，可以加强患肢功能锻炼，防止关节僵直、肌肉萎缩，以促进骨折愈合。其缺点：钢针直接通过皮肤穿入骨质，如果消毒不严格或护理不当，易致针孔处感染；穿针部位不当易损伤关节囊或神经血管；儿童采用骨牵引容易损伤骨骺。

**1. 适应证**　①成人肌力较强部位的骨折；②不稳定性骨折、开放性骨折；③骨盆骨折、髋臼骨折及髋关节中心脱位；④学龄儿童股骨不稳定性骨折；⑤颈椎骨折与脱位；⑥无法实施皮肤牵引的短小管状骨骨折，如掌骨、指（趾）骨骨折；⑦手术前准备，如人工股骨头置换术等；⑧关节挛缩畸形者；⑨其他需要牵引治疗而又不适于皮肤牵引者。

**2. 禁忌证**　①牵引处有炎症或开放创伤污染严重者；②牵引处骨骼有病变及严重骨质疏松者；③牵引局部需要切开复位者。

**3. 操作方法**

（1）颅骨牵引：适用于颈椎骨折脱位。患者仰卧，头下枕一沙袋，剃头，并用肥皂及清水洗净，擦干，用标记笔在头顶正中划一前后矢状线，分头顶为左右两半，再以两侧外耳孔为标记，经头顶划一额状线，两线在头顶相交为中点。张开颅骨牵引弓两臂至适当宽度，使两臂的钉齿落于距中点两侧等距离的额状线上，该处即为颅骨钻孔部位；另一方法是由两侧眉弓外缘向颅顶画两条平行的矢状线，两线与上述额状线相交的左右两点为钻孔的位置。以标记笔标记，常规消毒，铺无菌巾，局部麻醉后，用尖刀在两点处各做一长约 0.5cm 小横切口，深达骨膜，压迫止血，用带安全隔板的钻头在颅骨表面斜向内侧约 45°角，以手摇钻钻穿颅骨外板（成人约 4mm，儿童为 3mm）。注意防止穿过颅骨内板伤及脑组织。然后将牵引弓两钉齿插入骨孔内，拧紧牵引弓螺丝钮固定牢固，酒精纱布覆盖伤口。牵引弓系牵引绳并通过滑车，抬高床头进行牵引（图10－7）。牵引重量第1～2颈椎病变一般用4kg，每下一椎体增加1kg。复位后其维持牵引重量一般为3～4kg。为了防止牵引弓滑脱，于牵引后第1、2天内，每天将牵引弓的螺丝加紧一扣。

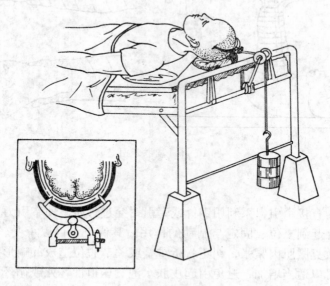

图10－7　颅骨牵引

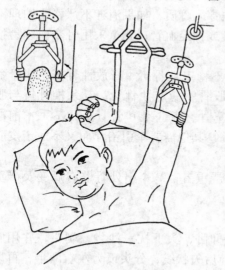

图10－8　尺骨鹰嘴牵引

（2）尺骨鹰嘴牵引：适用于难以复位或肿胀严重的肱骨髁上骨折和髁间骨折、粉碎型肱骨下端骨折、移位严重的肱骨干大斜形骨折或开放性骨折。患者仰位，屈肘90°，前臂中立位，常规皮肤消毒、铺巾，在尺骨鹰嘴下2cm、尺骨嵴旁一横指处，即为穿针部位，标记笔标记，局麻后，将克氏针自内向外刺入直达骨骼，注意避开尺神经，然后转动手摇钻，将克氏针垂直钻入并穿出对侧皮肤，使外露克氏针两侧相等，以酒精纱布覆盖针孔处，安装牵引弓进行牵引（图10－8）。儿童可用大号巾钳代替克氏针直接牵引。牵引重量一般为2～4kg。

（3）股骨下端牵引：适用于股骨干骨折、髋关节脱位、粗隆间骨折、骶髂关节脱位、骨盆骨折向上移位，以及髋关节手术前需要松解粘连者。患者仰卧位，伤肢置于牵引架上，使膝关节屈曲40°，常规消毒铺巾，局部麻醉后在内收肌结节上2cm处标记穿针部位，此点适在股骨下端前后之中点。向上拉紧皮肤以克氏针穿入皮肤，直达骨质，掌握骨钻进针方向，徐徐转动手摇钻，当穿过对侧骨皮质时，同样向上拉紧皮肤，以手指压迫针眼处周围皮肤，穿出钢针，使两侧针距相等，用酒精纱布覆盖针孔，安装牵引弓，进行牵引（图 10 -9）。穿针时一定要从内向外进针，以免损伤神经和血管。穿针的方向应与股骨纵轴成直角，否则钢针两侧负重不平衡易造成骨折断端成角畸形。牵引重量一般为体重的 1/6 ~ 1/8，维持量为 3 ~ 5kg。

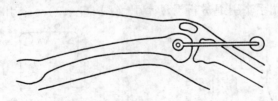

图 10 -9　股骨髁上牵引

（4）**胫骨结节牵引**：适用于股骨干骨折、伸直型股骨髁上骨折等。将患肢置于牵引架上，以胫骨结节后 1.25cm 处为平面，稍向远侧即为进针点，标记后消毒铺巾，局部浸润麻醉后，由外侧向内侧进针，避免伤及腓总神经；钢针穿出皮肤的位置应为距两侧相等处；酒精纱布保护针孔；安置牵引弓进行牵引（图 10 -10）。如用骨圆针做牵引时，必须用手摇钻穿针，禁用锤击，以免骨质劈裂。牵引重量为 7 ~ 8kg，维持量为 3 ~ 5kg。

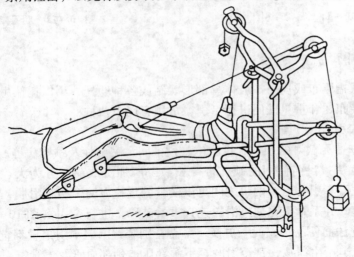

图 10 -10　胫骨结节牵引

（5）**跟骨牵引**：适用于胫骨髁部骨折、胫腓骨不稳定性骨折、踝部粉碎性骨折、跟骨骨折向后上移位、膝关节屈曲挛缩畸形等。将伤肢置于牵引架上，小腿远端垫一沙袋使足跟抬高，助手一手握住前足，一手握住小腿下段，维持踝关节于中立位。内踝尖与足跟后下缘连线的中点为穿针点；或者内踝顶点下 3cm 处，再向后画 3cm 长的垂线，其顶点即是穿针处。以标记笔标记，常规消毒铺巾，局部麻醉后，以手摇钻将骨圆针自内侧钻入，直达骨质。注意穿针的方向，胫腓骨骨折时针与踝关节面呈 15°，即进针处低，出针处高，有利于恢复胫骨的正常生理弧度。在此角度上旋转手摇钻，骨圆针缓慢贯通骨质，并穿出皮肤外，酒精纱布覆盖针孔，安装牵引弓进行牵引（图10 -11）。成人跟骨牵引最好用骨圆针，骨圆针较克氏针粗，受力面大，不易拉豁骨质而致牵引失效。牵引重量为 3~5kg。

（6）肋骨牵引：适用于多根多段肋骨骨折形成浮动胸壁，出现反常呼吸时。患者仰卧位，常规消毒铺巾，选择浮动胸壁中央的一根肋骨，局部浸润麻醉后，用无菌钳将肋骨夹住，钳子手柄端系牵引绳进行滑动牵引（图 10-12）。牵引重量一般为 2~3kg。

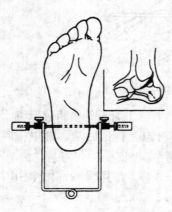

图 10-11　跟骨牵引

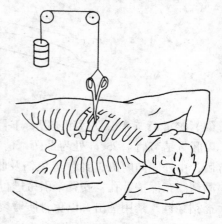

图 10-12　肋骨牵引

## （三）布托牵引

布托牵引系指厚布或皮革按肢体局部形状制成各种兜托，用以托住患部，再用牵引绳通过滑轮连接兜托和重量砝码进行牵引。常用有以下几种：

**1. 颌枕带牵引**

（1）适应证：无截瘫的颈椎骨折脱位、颈椎间盘突出症及颈椎病等。

（2）操作方法：目前使用的颌枕带一般为工厂加工成品，分为大、中、小号。长端托住下颌，短端牵引枕后，两带之间再以横带固定，以防牵引带滑脱，布带两端以金属横梁撑开提起，并系牵引绳通过滑轮连接重量砝码，进行牵引（图 10-13）。牵引重量为 3~5kg。此法简便易行，便于更换，不需特别装置。但牵引重量不宜过大，否则影响张口进食、压迫产生溃疡，甚至滑脱至下颌部压迫颈部血管及气管，引起短暂性脑缺血，甚至窒息。

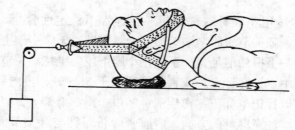

图 10-13　颌枕带牵引

**2. 骨盆悬吊牵引**

（1）适应证：耻骨联合分离、骨盆环骨折分离、髂骨翼骨折向外移位、骶髂关节分离等。

（2）操作方法：布兜以长方形厚布制成，其两端各穿一木棍。患者仰卧位，用布兜托住骨盆，以牵引绳分别系住横棍之两端，通过滑轮进行牵引（图 10 – 14）。牵引重量以能使臀部稍离开床面即可。一侧牵引重量为 3～5kg。

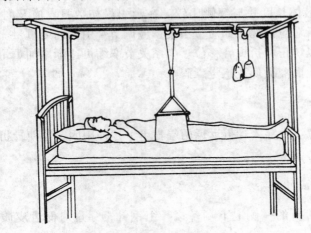

图 10 – 14  骨盆悬吊牵引

### 3. 骨盆牵引带牵引

（1）适应证：腰椎间盘突出症、神经根受压、腰椎小关节紊乱症等。

（2）操作方法：用两条牵引带，一条固定胸部，并系缚在床头上；另一条骨盆带固定骨盆，以两根牵引绳分别系于骨盆牵引带两侧扣眼，通过床尾滑轮进行牵引（图 10 –15）。一侧牵引重量为 5～15kg。

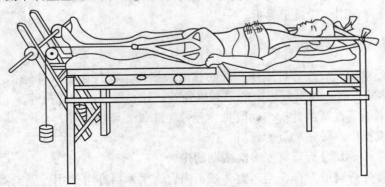

图 10 –15  骨盆牵引带牵引

### 4. 注意事项

（1）牵引装置安置完毕后将牵引针两端多余部分剪去，并加以覆盖保护，以防止针尖刺伤或划伤他人。

（2）及时检查牵引针两侧有无阻挡，如有阻挡应及时调整，以免减低牵引力。

（3）经常检查针眼处有无感染，为防止感染隔日向针孔处滴 75% 酒精 2～3 滴。如感染明显又无法控制，应将牵引针拔出，并根据病情采用其他牵引方法。

（4）检查牵引针有无滑动或将皮肤拉豁。此种情况多见于克氏针，应及时调整牵引弓或重新更换。

（5）检查肢体有无压迫性溃疡。

（6）鼓励患者及时练习肌肉运动、进行指（趾）功能锻炼。

（7）每天测量肢体长度并与健侧比较。在牵引最初数日，应及时进行 X 线透视或摄片，以便了解骨折对位情况，如对位不良，应调节牵引方向或重量。牵引重量应一次加到适当最大量，以矫正骨折重叠移位。如系关节挛缩可逐渐增加重量，但应注意观察肢体运动情况及有无血液循环及感觉障碍。

### 四、外固定器固定

应用骨圆针或螺纹针穿入骨折远近两端骨干上，外用固定器使骨折复位并固定，称为外固定器固定。

#### （一）外固定器的类型

**1. 单边架**　在骨折的一侧上下端各穿一组钢针，穿过对侧骨皮质，但不穿越对侧的软组织。

**2. 双边架**　钢针穿过对侧软组织，肢体两侧外露钢针，通过连接杆加以固定。

**3. 三角形架**　将穿针设计在两个或多个平面上，以增加其稳定性。

**4. 半圆形架**　外固定器呈半圆形，安装在肢体一侧，既能固定又起复位作用。

**5. 环形架**　外固定器呈环形，把肢体完全环绕。

**6. 梯形架**　外固定器呈梯形，常用于骨盆骨折。

**7. 平衡固定牵引架**　用一枚斯氏针穿过股骨髁上，在大腿根部套一固定圈，内外侧连接伸缩杆，常用于股骨干骨折。

#### （二）外固定器的适应证

1. 肢体严重的开放性骨折或伴广泛的软组织损伤，需行血管、神经、皮肤修复者；或需维持肢体的长度，控制骨感染的二期植骨者，如小腿开放性骨折等。

2. 各种不稳定性新鲜骨折，如股骨、胫骨、肱骨、尺桡骨等。

3. 软组织损伤、肿胀严重的骨折。

4. 多发性骨折及骨折后需要多次搬动的患者。

5. 长管骨骨折畸形愈合、延迟愈合或不愈合，手术后亦可使用外固定器。

6. 关节融合术、畸形矫正术均可用外固定器加压固定。

7. 下肢短缩需要延长者。

#### （三）外固定器的操作方法

各种外固定器因结构不同，其操作方法亦各异。现以平衡固定牵引架及单侧多功能外固定支架治疗股骨干骨折说明其操作方法。

**1. 平衡固定牵引架**

（1）构造：由 3 部分组成。①支撑套：由 1～2mm 厚的铝合金板制成类似斜喇叭口状之圆圈，分前后两叶，同时可以螺丝汇拢固定。内外侧设有固定螺栓，用以安装牵引杆。上缘包绕海绵，以防压伤大腿部皮肤，内侧有鸭嘴状凹陷，可嵌入耻骨联合处。加上大粗隆、坐骨结节、耻骨联合三点支撑力，以及夹板与皮肤摩擦阻力，能有效地防止支撑套的旋转，达到牵引治疗股骨干骨折的目的。②牵引杆：以尼龙棒或铝合金制成。两条长 10～12cm、直径 1cm 的全长螺丝合金铝棒，其中部套一长 18～20mm、两端带有反正螺丝的伸缩调节合金铝管，通过旋转可以调节牵引杆的长短，即调节牵引力的大小。③骨圆针：以直径 3～4mm 的骨圆形针为宜（图 10－16）。

（2）操作方法：在股神经和坐骨神经阻滞麻醉下，股骨下端常规皮肤消毒、铺巾，于股骨髁上穿一根骨圆针，横贯骨干，两侧外露针长短相等，该针的方向须与骨的横切面平行，并在股骨的轴线上，以纱布覆盖针孔处。先以手法进行牵引复位，复位满意后，根据骨折移位情况，将压垫放于适当的位置，用小夹板外固定。将支撑套安装在大腿的根部，将两条牵引杆的上端安插在固定栓内，并拧紧上下螺母，固定牢固。牵引杆的远端固定在骨圆针上，拧紧螺母，调节中间的伸缩管，使牵引力恰好维持在骨折断端良好的对位上（图 10－17）。牵引力一般为 4～6kg。

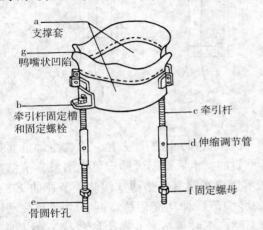

图 10－16　平衡固定牵引架结构

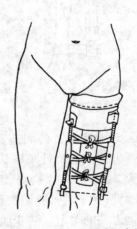

图 10－17　平衡固定牵引架应用方法

（3）注意事项：术后抬高患肢，注意血液循环，主动练习足背伸运动及股四头肌等长收缩活动。每日检查支撑套、牵引杆及夹板的松紧度。及时进行 X 线复查，以便及时调整。如骨折端向内成角或移位，可将外侧牵引杆延长，内侧牵引杆缩短；出现前后成角或移位，可均衡延长两侧牵引杆，并以压垫矫正。保护针孔，以防感染。一般牵引固定后 7～8 天可扶双拐下地行走。

**2. 单侧多功能外固定支架**

（1）构造：①外固定支架：包括两端夹块，能做 360°旋转的万向关节、延长调节装置等。②固定针：直径为 3～4mm。

（2）操作方法：在硬膜外麻醉下，患者仰卧床上，患肢外展 20°～30°，呈中立位。患侧大腿常规消毒铺巾，自股骨大粗隆顶点至股骨外髁画一连线，在 X 线透视下确定骨折位置并做标记，在所划的连线上于骨折端的两侧，距断端 4～5cm 处各穿两根固定针。穿针前先行定位、备皮、扩孔至骨质，钻孔应穿透对侧骨质并测出固定针进入的深度，旋入固定针，一般以穿出对侧皮肤两个螺纹为准。所有操作应在套管保护好软组织和肌肉下进行。根据外固定支架孔道在皮肤上做好标记，依上法打入第二根固定针。然后在适当位置相继穿入第三、四根固定针，这4根针必须相互平行。将外固定器两端夹块的锁钮放松，两端的万向关节能做360°旋转，延长器能自由伸缩、变换长度。将固定针置入两端夹块的孔道内，旋紧锁钮使之牢固夹紧，注意外固定器放置于离皮肤1cm处。X线机透视下，在牵引患肢的同时用手法或用复位钳夹紧外固定器两端的夹块，操纵骨段矫正各种移位，整复骨折直至对线对位满意后，立即将两侧万向关节的锁钮及延长调节装置的锁钮旋紧，针眼切口处酒精纱布保护，术毕即被动伸屈膝关节，以利术后膝关节的功能恢复（图10-18）。

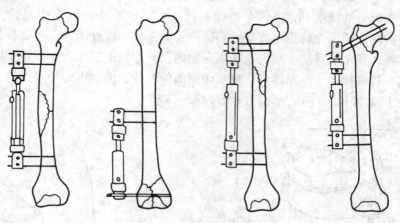

图10-18　单侧多功能外固定支架

（3）注意事项：外固定器术后适当给予抗生素，防止感染发生。开放性骨折要按常规治疗方法进行。针眼皮肤的护理是极其重要的，术后第二天即应更换敷料，清洁皮肤，每天2次用75%酒精滴于针眼处。下肢术后应在腘窝处垫薄枕使膝关节屈曲20°~30°，鼓励患者术后行股四头肌的等长收缩、膝关节屈伸功能锻炼，并且主动和被动活动骨折远近端的关节，防止肌肉萎缩和关节僵硬。下肢骨折者在医生的指导下手术后1周左右扶双拐行走，并且随时做X线检查以了解骨折端有无移位。如发生移位，随时调节外固定器予以矫正。定期摄片，检查对线对位、骨痂生长和骨折愈合情况。

当X线片显示骨折线模糊、有骨痂时，可将延长调节器的锁钮放松并鼓励患者逐渐用患肢负重，扶单拐逐渐至无拐行走；当有临床愈合征象、X线片显示连续性骨痂通过骨折线时可拆除外固定器，旋出固定针，针眼用酒精纱布及敷料覆盖，一般1周左右愈合。

## 五、支具固定

支具固定是一种置于身体外部，限制身体的某项运动，辅助治疗或直接治疗的一种外固定工具。支具可以用来矫正和防治畸形、支撑肢体、维持复位、辅助肢体完成功能活动、限制不必要的肢体运动、缓解局部症状等。支具作为一种重要的临床治疗手段，其重要性逐渐得到重视。

医用外固定支具是按人体骨骼特征设计，由高分子泡沫板、塑料板，或功能布套、塑料支架、尼龙粘扣、线带和铆钉等材料制成。其固定、脱卸方便。支具按使用材料不同分为高分子型医用外固定支具、塑料型医用外固定支具等。有外伤或轻度过敏时，不可直接使用支具，应在患处衬垫纱布或医用棉纸。

## （一）支具的分类

按照功能可以分为：

**1. 固定支具** 可以用来固定患肢，稳定骨折移位，维持复位；限制肢体局部活动等。

**2. 功能支具** 可以用来协助肢体运动，缓解局部症状等。

**3. 活动支具** 可以限制肢体在有限范围或是固定范围内活动，以减少过度活动或者不必要活动导致的损伤。

按照加工特点可以分为：

**1. 固定支具** 适用于大多数患者。如踝套、腰围、颈托等。

**2. 可调支具** 部分功能可以根据患者情况调整。如上肢外展架、可调膝关节支具等。

## （二）支具的应用

支具可以根据不同功能，应用于以下情况：

**1. 不完全骨折、无移位的稳定骨折** 使用支具可以起到固定作用，同时由于舒适、轻便、美观等优于石膏固定等，更利于患者接受固定。

**2. 肌腱、韧带、软组织损伤、修复后** 如踝部韧带损伤、手部肌腱断裂术后、膝关节前后交叉韧带术后等使用支具，可减轻肌腱或者韧带的张力。

**3. 畸形矫正** 如先天性脊柱侧凸、发育性髋关节脱位、膝内外翻、肘外翻等畸形，使用支具进行矫正，具有调节方便、佩戴舒适等优点。

**4. 辅助肢体完成正常功能** 如利用助行器、功能鞋、矫形鞋垫等完成正常行走功能。

# 第二节　内固定

内固定是在骨折复位后，用金属内固定物维持骨折复位的一种方法。临床有两种置入方法：一是切开后置入固定物；二是闭合复位，是在X线透视下插入钢针以固定骨折。内固定是治疗骨折的方法之一，但该项技术需掌握严格的适应证。在骨伤科方面随着中西医结合的发展，复位与外固定技术不断提高，大多数骨折都能得到治愈，但是有些复杂骨折及合并损伤者，仍需要切开复位内固定。

## 一、切开复位内固定的适应证

1. 手法难以复位，或虽能复位但不能维持准确位置，从而影响肢体功能的骨折。

2. 有移位的关节内骨折，手法不能达到满意复位，估计以后必将影响关节功能者，如肱骨外髁翻转骨折、胫骨髁间隆突骨折等。

3. 闭合复位难以维持固定的撕脱骨折。如移位较大的髌骨骨折、尺骨鹰嘴骨折等。

4. 多发骨折和多段骨折。为了预防严重并发症和便于病人早期活动，对多发骨折可部分选择内固定。多段骨折难以复位与外固定，如移位严重应采用内固定。

5. 开放性骨折。在6~8小时之内需要清创，如伤口污染较轻，清创又彻底，可适当采用内固定。

6. 骨折合并重要神经、血管损伤。如肱骨下 1/3 骨折伴有神经损伤。

7. 骨折伴有关节脱位，经闭合复位未能成功者，如孟氏骨折。

8. 畸形愈合和骨不连造成功能障碍者。

9. 肌腱和韧带完全断裂者。

10. 不能耐受长期卧床或长期制动的病人。

## 二、切开复位内固定的禁忌证

1. 骨折伴活动性感染者。

2. 局部软组织条件差者。

3. 骨质严重疏松难以把持内固定物者。

4. 全身情况较差，不能耐受手术者。

## 三、切开复位内固定的缺点

1. 切开复位内固定，必然切断部分血管及软组织，剥离骨膜，影响骨折部的血液供应，导致骨折迟缓愈合或不愈合。

2. 手术中可能损伤肌腱、神经、血管，术后可能引起上述组织粘连，影响关节功能。

3. 骨折处周围软组织因暴力作用已有严重的损伤，手术可增加创伤和出血，致使局部抵抗力下降，如无菌技术不严格，易发生感染，影响骨折愈合。

4. 内固定器材质量欠佳，可因生锈和电解作用，发生无菌性炎症；也可产生螺丝钉松动，骨折端固定不牢，造成骨折迟缓愈合或不愈合。

5. 技术条件要求高，内固定材料和手术器械要求严，如勉强手术或选择不当，可在手术过程中产生困难或影响固定效果。

6. 手术创伤和出血，甚至发生意外。

7. 骨折愈合后，有些内固定物须手术取出，造成二次创伤和痛苦。

因此在临床上应严格掌握内固定的适应证，切忌滥用。

## 四、内固定的材料要求

用于人体内的内固定物，必须能与人体组织相容；能抗酸抗碱；而且不起电解作用；必须是无磁性；在相当长的时间内有一定的机械强度，不老化；不因长时间使用而发生疲劳性折断等。常用的不锈钢材料，有镍钼不锈钢、钴合金钢、钛合金钢、钴铬钼合金钢等，以后两种材料较好，但必须设计合理，制作精细，否则亦会发生弯曲折断，产生骨折再移位，甚至发生迟缓愈合和不愈合。

在选择内固定材料时还须注意：同一部位使用的接骨板和螺丝钉，必须由同一种成分的合金钢制成，否则会发生电位差而形成电解腐蚀；内固定物光洁度要求很高，如表面粗糙或有损坏，则可形成微电池，而起电解腐蚀作用；内固定物不宜临时折弯而将其变形，否则将损坏钢材内部结构。因此手术者必须知道内固定物原材料的性能，用过的钢板、螺丝钉等不能再使用。手术过程中要保护内固定物，不要损伤表面的光洁度和内部结构等。

## 五、内固定的器材和种类

根据手术部位的不同，所采用的内固定术式也不同，需准备相应的内固定器材。常用的内固定器材有不锈钢丝、钢板、螺丝钉、克氏针、斯氏针及各种类型髓内钉等。还需准备手术所用的特殊器械，如手摇钻或电钻、螺丝刀及固定器、持钉器、持骨器、骨撬等。

常用的内固定种类有克氏针内固定、钢丝内固定、螺丝钉内固定、钢板螺丝钉内固定、髓内钉内固定等。下面以各种骨折来说明内固定常用器材，见图 10 - 19、图 10 - 20、图 10 - 21。

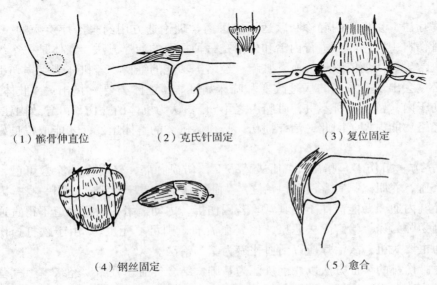

（1）髌骨伸直位　　（2）克氏针固定　　（3）复位固定

（4）钢丝固定　　　　（5）愈合

图 10 - 19　克氏针 + 钢丝固定髌骨骨折

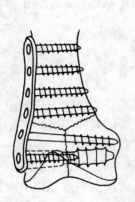

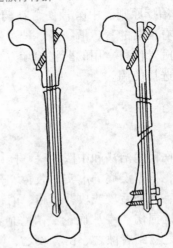

图 10 - 20　股骨髁间骨折钢板螺丝钉内固定　　图 10 - 21　股骨干骨折髓内钉内固定

# 第十一章 药物疗法

药物疗法，是疾病明确诊断后运用中医药学理论选方用药来治疗疾病的一种方法。在中医骨伤科中应用药物进行内治和外治是一种重要的治疗方法。人体是一个统一的整体，其正常生命活动依赖于气血、脏腑、经络等功能的维持，若机体遭受损伤引起功能紊乱，必然会出现一系列的病理改变和临床病证。《正体类要》指出："肢体损于外，则气血伤于内，营卫有所不贯，脏腑由之不和。"认为机体的外伤，可导致内在的气血、脏腑、经络功能失调。因此，治疗损伤，必须从机体的整体出发，才能取得良好的治疗效果。

《普济方·折伤门》指出："凡从高坠下，伤损肿痛，轻者在外涂敷可已；重者在内当导瘀血、养肌肉，宜察浅深以治之""血行脉中，贯于肉理，环周一身，因其肌体外固，经隧内通，乃能流注不失其常。若因伤折，内动经络，血行之道不得宣通，瘀积不散，则为肿为痛。治宜除去恶瘀，使气血流通，则可复元也。"由于跌打损伤是以气血瘀滞为主要病机，故治疗应以活血化瘀为基本治法。

中医骨伤科的辨证方法以八纲辨证为基础，结合气血、脏腑、经络、卫气营血等辨证，药物疗法在辨证论治的基础上，在具体施行过程中贯彻内外兼治（即局部与整体兼顾）的治疗原则。中医骨伤科在药物治疗方面不仅有众多的汤、丸、丹、酒等内服良方，还有丰富的膏、散、搽、洗等外用药物，以及举不胜举的单方、验方。

中医骨伤科常用的药物治疗方法分为内治法与外治法两种，临床应根据具体病情针对性地选择使用。

## 第一节 内治法

骨伤科内治法和中医各科一样，以八纲、气血、脏腑、经络、卫气营血、三焦辨证为基础，根据疾病的虚实、久暂、轻重、缓急，以及患者的具体情况辨证施治，选用先攻后补、先补后攻或攻补兼施、消补并用等不同法则进行治疗。

根据损伤"专从血论""恶血必归于肝""肝主筋、肾主骨"，以及"客者除之、劳者温之、结者散之、留者攻之、燥者濡之"等骨伤科内治法基本理论，内治法可以归纳为下、消、清、开、和、续、舒、补、温等法。

根据骨伤科疾病的具体病种，内治法可分为骨伤内治法、骨病内治法及伤科杂证内治法。

## 一、骨伤内治法

### （一）损伤三期辨证治法

人体一旦遭受损伤，则经脉受损，气机失调，血不循经，血溢脉外，离经之血瘀滞于肌肤腠理，"不通则痛"。无论气滞还是血瘀都能引起疼痛，因此必须疏通内部气血。唐容川《血证论》、钱秀昌《伤科补要》均以"损伤之症，专从血论"为辨证施治的基础。根据损伤的发展过程，一般分初、中、后3期。初期，一般在伤后1~2周内，由于气滞血瘀明显，治法以活血化瘀为主，多采用"下法"或"消法"；若瘀血积久不消，郁而化热，或邪毒入侵，或迫血妄行，可用"清法"；气闭昏厥或瘀血攻心，则用"开法"。中期，一般在损伤后3~6周期间，虽损伤症状改善，肿胀瘀阻渐趋消退，疼痛逐步减轻，但瘀阻去而未尽，疼痛减而未止，治疗应以活血化瘀、和营生新、接骨续筋为主，故以"和""续"两法为基础。后期，一般在损伤7周以后，瘀肿已消，但筋骨尚未坚实，功能尚未恢复，应以强筋壮骨、补养气血、调理肝肾脾胃为主；而筋肌拘挛，风寒湿痹，关节屈伸不利者则予以温经散寒、舒筋活络，故后期多施"补""温"两法。3期分治方法是以调和气血、生新续损、强筋壮骨为主要目的，临证时必须结合患者的体质及损伤情况辨证施治。

**1. 初期治法** 《圣济总录·折伤门》指出："人之一身，血荣气卫，循环无穷。或筋肉骨节，误致伤折，则血气瘀滞疼痛。仓卒之间，失于调理，所伤不得完，所折不得续。"清代陈士铎《百病辨证录》指出："血不活者瘀不去，瘀不去则骨不能接也。"说明跌打损伤之后，必须经脉通畅、气血调和方能愈合，治疗上必须活血化瘀与理气止痛兼顾，调阴与和阳并重。早期常用治法有攻下逐瘀法、行气消瘀法、清热凉血法、开窍活血法等。

（1）攻下逐瘀法：本法适用于损伤早期瘀血留蓄，大便不通，腹胀拒按，舌红苔黄，脉洪大而数的体实患者。临床多应用于胸、腰、腹部损伤蓄瘀而致阳明腑实证，常用方剂有大成汤、桃核承气汤、鸡鸣散等。

攻下逐瘀法属峻下法，常用苦寒泻下药以攻逐瘀血、通泻大便，排除积滞，药效峻猛。对年老体弱、气血虚衰、有宿疾或亡血者，以及妇女妊娠、经期、产后失血过多者，应当禁用或慎用，如需通下宜采用润下通便或攻补兼施的方法，方剂可选用六仁三生汤、养血润肠汤等。

（2）行气消瘀法：适用于损伤后气滞血瘀无里实热证者，或有某种禁忌而不能猛攻急下者。常用方剂有以活血化瘀为主的桃红四物汤、活血四物汤、复元活血汤、活血祛瘀汤、活血止痛汤；以行气止痛为主的柴胡疏肝散、复元通气散、金铃子散；以及活血化瘀、行气止痛并重的血府逐瘀汤、活血疏肝汤、膈下逐瘀汤、顺气活血汤等。临证可根据损伤程度不同，或重于活血化瘀，或重于行气止痛，或活血行气并重。

行气消瘀法属于消法，具有消散和消破的作用。行气消瘀方剂一般并不峻猛，如需逐瘀通下，可与攻下药配合。对于素体虚弱或年老体虚、妊娠产后、月经期间、幼儿等不宜猛攻。

（3）清热凉血法：本法包括清热解毒与凉血止血两法。适用于跌打损伤后热毒蕴结于内，引起血液错经妄行，或创伤感染，邪毒侵袭，火毒内攻等证。常用的清热解毒方剂有五味消毒饮、龙胆泻肝汤、普济消毒饮；凉血止血方剂有四生丸、小蓟饮子、十灰散、丹栀逍遥散、犀角地黄汤等。

清热凉血法属清法，药性寒凉，《疡科选粹》指出："盖血见寒则凝。"应用本法应注意防止寒凉太过。凡身体壮实之人患实热之证者用清热凉血法。若身体素虚，脏腑虚寒，饮食素少，肠胃虚滑，或妇女分娩后有热证者均慎用。在治疗一般出血的疾病时，常与消瘀和营之药同用。如出血太多时须辅以补气摄血之法，以防气随血脱，可选独参汤、当归补血汤。

（4）开窍活血法：本法是跌打损伤后气血逆乱、气滞血瘀、瘀血攻心、神昏窍闭等危重症的一种救急方法，适用于头部损伤或跌打重症神志昏迷者。神志昏迷可分为闭证和脱证，闭证是实证，治宜开窍活血、镇心安神；脱证是虚证，是伤后元阳衰微、浮阳外脱的表现，治宜固脱，忌用开窍。头部损伤等重证，若在晕厥期，主要表现为不省人事，常用方剂有黎洞丸、夺命丹、三黄宝蜡丸、苏合香丸、苏气汤等。复苏期表现为眩晕嗜睡、胸闷恶心，宜息风宁神，佐以化瘀祛浊，方用复苏汤、羚角钩藤汤、桃仁四物汤等。息风可加石决明、天麻、蔓荆子；宁神可加菖蒲、远志；化瘀可加郁金、三七；去浊可加茅根、木通；降逆可加法半夏、生姜等。恢复期表现为心神不宁、眩晕头痛者，宜养心安神、平肝息风，用镇肝息风汤合吴茱萸汤加减。若热毒蕴结筋骨而致神昏谵语、高热抽搐者，宜用紫雪丹合清营凉血之剂。开窍药芳香走窜，易引起流产、早产，孕妇慎用。

**2. 中期治法** 损伤诸症经过初期治疗，肿胀消退，疼痛减轻，但瘀肿虽消而未尽，断骨虽连而未坚，故损伤中期宜和营生新、接骨续损。其治法以和法为基础，即活血化瘀的同时加补益气血药物，如当归、熟地、黄芪、何首乌、鹿角胶等，或加强筋壮骨药物，如续断、补骨脂、骨碎补、煅自然铜等。结合内伤气血、外伤筋骨的特点，具体分为和营止痛法、接骨续筋法、舒筋活络法。

（1）和营止痛法：适用于损伤后，虽经下、消等法治疗，但气滞瘀凝、肿痛尚未尽除，继续运用攻下之法则伤及正气。常用方剂有和营止痛汤、橘术四物汤、定痛和血汤、七厘散、和营通气散等。

（2）接骨续筋法：本法是在和法的基础上发展起来的，适用于损伤中期骨位已正，筋行已顺，筋骨已有连接但未坚实，瘀肿已化或渐趋消散，或尚有瘀血未去者。瘀血不去则新血不生，新血不生则骨不能合、筋不能续，所以使用接骨续筋药，佐以活血化瘀之药。常用方剂有续骨活血汤、新伤续断汤、接骨丹、接骨紫金丹等。

（3）舒筋活络法：本法是以活血与祛风通络药为主要药物，佐以理气药，以宣通气血，消除凝滞，增强舒筋通络之功效。适用于损伤肿痛缓解后而有瘀血凝滞、筋膜粘连的伤筋中期，或兼有风湿，或受伤之处筋肌发生挛缩、关节屈伸不利等。常用方剂有舒筋活血汤、活血舒筋汤、蠲痹汤、独活寄生汤等。

**3. 后期治法** "久伤多虚"。损伤日久，正气必虚，因此损伤后期，调治脏腑经络功能，补益气血，加速损伤的恢复极为重要。根据《素问》"虚则补之""损者益之"的治则，补法可分为补气养血、补养脾胃、补益肝肾、强筋壮骨。此外，由于损伤日久，瘀血凝结，筋肌粘连挛缩，复感风寒湿邪，关节酸痛，屈伸不利颇为多见，故后期治疗除补养法外，温经通络法也较为常用。

（1）补气养血法：本法是使用补气养血药物，使气血旺盛以濡养筋骨的治疗方法。凡外伤筋骨、内伤气血，以及长期卧床，出现气血亏损、筋骨萎弱等证候，如创口经久不愈，损伤肿胀时久不消等均可应用本法。补气养血法是以气血互根为原则，临床应用本法时常需区别气虚、血虚或气血两虚，从而采用补气为主、补血为主或气血双补。损伤气虚为主，用四君子汤；损伤血虚为主，用四物汤；气血两虚者用八珍汤或十全大补汤。气虚者，如元气虚常投以扶阳药补肾中阳气，方选参附汤；中气虚方用术附汤；卫气虚用芪附汤；如脾胃气虚可选用参苓白术散；中气下陷用补中益气汤。若气血虚损，创口日久不愈，脓液未尽者，补益气血需与清热解毒法并用以扶助正气、托毒外出，可在补气养血的基础上合用五味消毒饮、透脓散。对损伤大出血引起的血脱者，补气养血法要及早使用，以防气随血脱，方选当归补血汤，重用黄芪。使用补气养血法时应注意补血药多滋腻，素体脾胃虚弱者易引起食呆、便溏，补血方内宜兼用健脾和胃之药，阴虚内热肝阳上亢者，忌用偏于辛温的补血药。此外，若跌打损伤而瘀血未尽，体虚不任攻伐者，于补虚之中仍需酌用祛瘀药，以防留邪损正，积瘀为患。

（2）补益肝肾法：本法又称强筋壮骨法。肝主筋，肾主骨，主腰脚。损伤筋骨必内动于肝肾，故欲筋骨强劲必求之于肝肾。凡骨折、脱位、筋伤的后期，年老体虚、筋骨痿弱、肢体关节屈伸不利、骨折迟缓愈合、骨质疏松等肝肾亏虚者均可使用本法加强肝肾功能，增强机体抗病能力，以利损伤的修复，促进骨折愈合。

临床应用本法时，应注意肝肾之间的相互联系，以及肾的阴阳偏盛。肝为肾之子，《难经》指出："虚则补其母。"故肝虚者，应注意补肾，养肝常兼补肾阴，以滋水涵木。肝虚肾阴不足，或损伤久不康复，常以补血养肝为主，滋肾为辅，常用方剂有壮筋养血汤、生血补髓汤；偏肾阴虚者用四物汤合左归丸；阴虚火旺者用知柏地黄汤加味或大补阴丸；肾气虚者用金匮肾气丸；肾阳虚者用四物汤合右归丸；筋骨痿软、疲乏衰弱者用健步虎潜丸、壮筋续骨丹等；若气阴两虚者用六味地黄汤合四君子汤或补中益气汤。在补益肝肾法中参以补气养血药，可增强养肝益肾的功效，加速损伤筋骨的康复。

（3）补养脾胃法：本法适用于损伤后期，耗伤正气，气血亏损，脏腑功能失调，或长期卧床缺少活动，而导致脾胃气虚，运化失职，饮食不消，四肢疲乏无力，肌肉萎缩。因胃主受纳，脾主运化，补养脾胃可促进气血生化，充养四肢百骸。本法通过促进气血生化而加速损伤筋骨的修复，是损伤后期常用之调理方法。常用方剂有补中益气汤、参苓白术散、归脾汤、健脾养胃汤等。

（4）温经通络法：本法适用于损伤后期，瘀血未尽，气血运行不畅，或阳气不足，复感外邪，以致风寒湿邪入络，遇气候变化则局部症状加重的陈伤旧疾的治疗。本法属温法，血喜温恶寒，温则流行通利。温经通络法用温性或热性药祛风、散寒、除湿，并佐以调和营卫或补益肝肾之药，以求达到祛除留注于经络骨节之风寒湿邪，使血活筋舒，经络通畅，关节滑利。常用方剂有麻桂温经汤、麻黄附子细辛汤、大活络丸、小活络丸、乌头汤等。

以上治法，在临床应用时有一定的规律可循。如骨折治疗，在施行手法复位、夹缚固定等外治法的同时运用内服药物，初期以活血化瘀、理气止痛为主，中期以接骨续筋为主，后期以补气养血、强筋壮骨为主。如骨折气血损伤较轻，瘀肿、疼痛不严重者，在初期就用接骨续筋法，配合活血化瘀之药。扭挫伤筋的治疗，初期宜活血化瘀、利水消肿，中期则用舒筋活络法，后期以温经通络法为主，适当结合强筋壮骨法。创伤的治疗，在使用止血法之后，亦应根据证候分期选用上述各法。如失血过多者，开始即用补气摄血法急固其气，防止虚脱；血止之后应用"补而行之"的治疗原则。创伤吐血可用清热凉血止血法，创伤感染可结合使用清热解毒等法。对上述的分期治疗原则，必须灵活变通，对特殊病例尤需仔细辨证，正确施治，不可拘泥于规则或机械分期。

内治药物的剂型，分为汤剂、丸剂、散剂、药酒4种，近代剂型改良出现的片剂、冲剂、合剂、口服液等也得到普遍应用。一般突然受伤者，多用散剂或丸剂，如夺命丹、玉真散、三黄宝蜡丸、跌打丸等；如受伤而气闭昏厥者，急用芳香开窍之品，如苏合香丸或三七粉、琥珀、麝香、沉香粉同鸡蛋清调服（或鼻饲）抢救，此类药物平时可以配好备用，以便随时选用。治疗严重内伤，或外伤出现全身症状，以及某些损伤的初期，一般服汤剂或汤、丸剂兼用。宿伤而兼风寒湿者，多选用药酒，如虎骨木瓜酒、损伤药酒、蕲蛇酒、三蛇酒等。此外，患者无出血，损伤处无红肿热痛者，一般配合用黄酒或白酒少许以助药力，可加入汤剂煎服，或用温酒冲服丸散。

### （二）按损伤部位辨证治疗

损伤虽同属瘀血，但由于损伤的部位不同，治疗的方药也有所不同。

**1. 三焦辨证治法**　《活法机要·坠损》指出："治登高坠下，重物撞打……心腹胸中停积瘀血不散，以上、中、下三焦分之，别其部位，上部犀角地黄汤，中部桃仁承气汤，下部抵当汤之类下之。"临床应用可根据损伤部位选方用药。头面损伤，用通窍活血汤、清上瘀血汤；四肢损伤，用桃红四物汤；胸胁损伤，用复元活血汤；腹部损伤，用膈下逐瘀汤；腰及小腹损伤，用少腹逐瘀汤、大成汤、桃核承气汤；全身多处损伤，用血府逐瘀汤加味。

**2. 主方加部位引经药**　根据损伤的不同性质、时间、年龄、体质选方用药时，可因损伤部位的不同加入几味引经药，使药力作用于损伤部位，加强治疗效果。损伤早期症见肿胀、皮下瘀斑、局部压痛、患处活动功能受限，治宜活血化瘀、消肿止痛，方选桃红四物汤。筋伤中期治宜活血舒筋、祛风通络，方选橘术四物汤。骨折者治宜接骨续筋，方选新伤续断汤。上肢损伤加桑枝、桂枝、羌活、防风；头部损伤如伤在巅顶加藁本、细辛，两太阳部伤加白芷，后枕部损伤加羌活；如肩部损伤加姜黄；胸部损伤加柴胡、郁金、制香附、苏子；两胁肋部损伤加青皮、陈皮、延胡；腰部损伤，加杜仲、补骨脂、川断、狗脊、桑寄生、山萸肉等；腹部损伤加炒枳壳、槟榔、川朴、木香；小腹部损伤加小茴香、乌药；下肢损伤加牛膝、木瓜、独活、千年健、防己、泽泻等。

明代异远真人《跌损妙方·治法总论》指出："夫跌打损伤，气血不流行，或人事昏沉，往来寒热，或日轻夜重，变症多端。昧者不审原因，妄投猛剂，枉死多人，诚可惜也。治宜及早，半月后才医，瘀血已固，水道不通，难为力矣。既表不可复表，要仔细看明，随轻重用药。青肿转红色，血活将愈。"明确指出了跌打损伤致瘀血留滞，使变症多端，应及早诊治，以防瘀血凝固，同时指出用药的转归。

《跌打妙方·用药歌》指出："归尾兼生地，槟榔赤芍宜。四味堪为主，加减任迁移。乳香并没药，骨碎以补之。头上加羌活，防风白芷随。胸中加枳壳，枳实又云皮。腕下用桔梗，菖蒲厚朴治。背上用乌药，灵仙妙可施。两手要续断，五加连桂枝。两胁柴胡进，胆草紫荆医。大茴与故纸，杜仲入腰支。小茴与木香，肚痛不需疑。大便若阻隔，大黄枳实推。小便如闭塞，车前木通提。假使实见肿，泽兰效最奇。倘然伤一腿，牛膝木瓜知。全身有丹方，饮酒贵满卮。苎麻烧存性，桃仁何累累。红花少不得，血竭也难离。此方真是好，编成一首诗。庸流不肯传，无乃心有私。"该歌诀介绍了跌打损伤主方及常用部位的引经药，朗朗上口，易记易背，使用方便，广为流传。

## 二、骨病内治法

骨病的发生可能与损伤有关，但其病理变化、临床表现与损伤并不相同，其治疗也有其特殊性。《素问·至真要大论》指出："寒者热之，热者寒之，微者逆之，甚者从之，坚者削之，客者除之，劳者温之，结者散之，留者攻之，燥者濡之，急者缓之，散者收之，损者益之，逸者行之，惊者平之。"骨病用药基本遵循上述原则。如骨痈疽多属热证，"热者寒之"，宜用清热解毒法；骨痨多属寒证，"寒者热之"，宜用温阳解毒法；痹证因风寒湿邪侵袭，"客者除之"，故以祛邪通络法为主；痿证主要表现为肌肉萎缩，"损者益之"，宜用补益脾胃法；筋肉挛急者，肢体活动不利，"急者缓之"，宜用舒筋解痉法；骨肿瘤乃因瘀血与毒邪内聚，肿块坚硬不移，"坚者削之"，宜用活血解毒法；骨关节退行性疾病多因慢性劳损引起，"劳者温之"，宜用温经通络法；骨软骨病者气血凝滞，"结者散之"，宜用行气活血法或祛痰散结法；地方性或职业性骨关节病因毒物摄入所致者，根据"逸者行之"原则，宜用疏泄解毒法。

### （一）解毒法

**1. 清热解毒法**　适用于骨痈疽，热毒蕴结于筋骨，或内攻营血诸证。骨痈疽早期可用五味消毒饮、黄连解毒汤或仙方活命饮合五神汤加减。如热毒重者，加黄连、黄柏、生山栀；有损伤史者，加桃仁、红花；热毒在血分的实证，疮疡兼见高热烦躁、口渴不多饮、舌绛、脉数者，可加用生地黄、赤芍、牡丹皮等药；热毒内陷或有走黄重急之征象，症见神昏谵语或昏沉不语者，当加用清心开窍之药，如安宫牛黄丸、紫雪丹等。此外，阴虚内热的虚证，如骨病疮疡兼见骨蒸潮热、口干咽燥、虚烦不寐、舌光质红、脉象细数者，治以养阴清热之法。本法是用寒凉的药物使内蕴之热毒清泄，因血喜温而恶寒，寒则气血凝滞不行，故不宜寒凉太过。

**2. 温阳解毒法**　适用于阴寒内盛之骨痨或附骨疽。本法是用温阳通络的药物，使阴寒凝滞之邪得以驱散。流痰初起，患处漫肿酸痛，不红不热，形体恶寒，口不作渴，小便清利，苔白，脉迟等内有虚寒现象者，可选用阳和汤加减。阳和汤以熟地黄大补气血为君，鹿角胶生精补髓、养血助阳、强筋壮骨为辅，麻黄、姜、桂宣通气血，使上述两药补而不滞。本方主治一切阴疽。

**3. 疏泄解毒法**　适用于因毒物摄入所致的地方性或职业性骨关节病。本法应用利尿、泻下及解毒药物，以期毒物迅速排出体外。罹病后发热、烦渴引饮、水入则吐、小便不利、苔白腻者，宜用五苓散；热结阴亏、大便秘结者，用增液承气汤加减；肝经实火所致口苦、胁痛、小便不利者，用龙胆泻肝汤。本法疏泄的同时，应注意扶正。

**4. 活血解毒法**　适用于瘀血与毒邪内聚之恶性骨肿瘤。本法根据"坚者削之"治则，应用活血化瘀、软坚解毒的药物，以期肿块消散。肿块坚硬者，可用六军丸；兼有疼痛、皮肤青紫者，选用琥珀黑龙丹；症见局部疼痛进行性加剧，皮肤静脉怒张、舌质紫暗者，用消癌片。

### （二）散结法

**1. 行气活血法**　适用于气血凝滞之软骨病、骨肿瘤及其他骨病。本法运用行气、活血药物，能消除骨病之肿痛。四肢骨病的初期，宜用桃仁四物汤加减；凡经络作痛、局部有瘀结者，可用理气散瘀汤加减。

**2. 祛痰散结法**　适用于骨病见无名肿块，痰浊留滞于肌肉或经髓之内者。骨病的癥瘕积聚均为气血凝滞、痰浊交阻所致。此外，外感六淫或内伤情志，以及体质虚弱等，亦能使气机阻滞，液聚成痰。本法在临床运用时要针对不同病因，与下法、消法、和法等配合使用，才能达到化痰、消肿、软坚之目的。常用方剂有二陈汤、温胆汤、苓桂术甘汤等。

### （三）通络法

**1. 祛邪通络法**　适用于风寒湿邪侵袭而引起的各种痹证。祛风、散寒、除湿及宣通经络为治疗痹证的基本原则，但由于各种痹证感邪偏盛及病理特点不同，辨证时应灵活变通。常用方剂有蠲痹汤、独活寄生汤、三痹汤等。

**2. 舒筋解痉法**　适用于各种筋肉挛缩者。本法采用养血活血、疏肝理筋或镇肝解痉的药物治疗。损伤缺血所致者，宜用圣愈汤加木瓜、柴胡、山栀、麦冬、五味子；热病邪传厥阴，表现神昏、烦躁、手足痉挛者，用羚角钩藤汤；头痛、头晕、四肢抽搐者用镇肝息风汤；脑髓病患引起筋挛者，用大活络丹。

### （四）内托法

内托法简称托法，是用补益气血的药物扶助正气，托毒外出，以防毒邪内陷的方法。此法适应于骨病疮疡中期毒盛正虚，体虚不能托毒外泄，表现为疮形平塌，根脚散漫，难溃难腐的疮疡虚证。如毒气盛而正气未虚者，可用透脓补托之药物，以促其早日成脓溃破，防止脓毒旁窜或深陷而导致"走黄"。《外科精义·托里法》指出："脓未成者使脓早成，脓已溃者使新肉早生，气血虚者托里补之，阴阳不和托里调之。"内托法又可分透脓和补托两法。透脓法适用于肿疡已成，正旺毒盛尚未溃破者，常用的有透脓散等。本法不宜用之过早，脓疡初起或未成脓时勿用。补托法适用于毒势方盛而正气已虚，不能托毒外出或溃后脓水稀少，坚肿不消，神疲身热，面色少华，脉数无力者，常用方剂有托里消毒散、神功内托散等。

### （五）补养法

补养法是用补养药物，恢复正气，帮助生新，促进疮口早日愈合，帮助患者早日康复的方法。此法适用于溃疡后期，毒势已去，脓水清稀，疮口难敛，或因病灶清除等大手术后元气虚弱，气血亏损，神疲乏力者。凡气血虚弱者宜补气养血，肝肾不足者宜补益肝肾，脾胃虚弱者宜补养脾胃。

骨病的治疗需审因辨证论治。如疮疡内治法初期宜用解毒法，中期宜用内托法，后期宜用补养法，但在病情复杂之时，往往数法合用，如兼有痰结者加用祛痰法，湿阻者加利湿药物，气血凝滞者佐以行气活血、和营止痛等法。除按病变过程，辨明其阴阳，选用基本方药外，尚有按部位加减之法，如上部加用祛风药，中部加用行气药，下部加用利湿药等。

### 三、骨伤杂证内治法

#### （一）发汗解表法

发汗解表法是通过开泄腠理，调和营卫，发汗祛邪的一种治疗方法。《素问·阴阳应象大论》指出："其在皮者，汗而发之。"这是汗法的应用原则与立法依据。损伤疾病中兼见外感表证者用汗法。汗法又分辛温解表法，采用方剂有桂枝汤、麻黄汤等；辛凉解表法，采用方剂有桑菊饮、银翘散等。发汗解表法常与消法、清法等其他治疗方法结合运用。

#### （二）养阴清热法

养阴清热法主要用于损伤疾病后期或肢节病痛患者有阴液耗损、邪毒留于阴分症状者，如骨蒸、潮热、颧红、盗汗、消瘦、口干唇燥、胃纳不佳、大便燥结、舌红苔少等。养阴清热法主要选用鳖甲、青蒿、地骨皮、银柴胡、秦艽、白薇等药，代表方剂如青蒿鳖甲汤。本法常与和法、补法配合应用。

#### （三）固涩收敛法

固涩收敛法是用固涩收敛药物，使气血津液不再耗散的一种治法。固涩收敛法可改善骨伤患者多汗、遗精、尿量增加、白带增多等症状，常用方剂有玉屏风散、当归六黄汤、金锁固精丸、缩泉丸等。本法多与消法、和法等一起应用。

#### （四）镇纳安神法

镇纳安神法是用矿物类、甲壳类药物的重镇和摄纳作用，以达到重镇、潜阳、息风、纳气等目的的一种治法。一般用于损伤疾患出现肝木偏旺、肝风内动者，如头部内伤出现手足抽搐等症，可用重镇安神法配合下法、消法应用。本法常用方剂有磁朱丸、天麻钩藤饮、黑锡丹等。

#### （五）健脾利湿法

湿阻是湿邪阻于脾胃引起的一种疾病，多发于春夏梅雨季节。损伤疾病中骨折、伤筋都易造成湿阻脏腑经络，影响脾胃的运化功能。如患者已有脾胃虚寒证候，则湿邪易于寒化，如患者已有胃肠积热或胃火炽盛则湿邪易于热化。湿邪寒化可用运脾燥湿之品，湿邪热化可用清热化湿之剂，损伤疾病中常用燥湿化浊法、清热利湿法、利水化湿法、宣散湿邪法，常用方剂有平胃散、甘露消毒丹、五苓散等。本法常与消法、和法等配合应用。

骨伤杂证以发汗解表、养阴清热、固涩收敛、镇纳安神、健脾利湿法施治为主，但在具体运用时，必须根据具体病情，在基本治法中参合变化，灵活应用，对特殊病例尤需仔细辨证，正确施治。

# 第二节　外治法

骨伤科外治法是指对骨伤科疾病进行局部治疗的方法，在骨伤科治疗中有着重要的地位。早在《神农本草经》《五十二病方》等著作中就有骨伤科外用药物的记载。《居延汉简》中记载了汉代军医以膏药为主治疗各种损伤，可见早在秦汉时代就已应用敷贴药物治疗损伤。唐代《仙授理伤续断秘方》中介绍了洗、贴、糁、揸等外治法及方药治疗骨关节损伤。宋代《太平圣惠方》、《圣济总录》中比较系统全面地介绍了外治的方药。清代吴师机《理瀹骈文》指出："外治之理即内治之理，外治之药即内治之药，所异者法耳。"现代骨伤科临床中仍然非常重视外用药物的应用。临床外治药物大致可分为敷贴药、搽擦药、熏洗湿敷药与热熨药。

## 一、敷贴药

将药物制剂直接敷贴在病变局部，起到局部与全身治疗作用的一种方法。本法可使药力直接通过病损局部发挥作用，正如《理瀹骈文》中总结其功用为"一是拔，一是截。凡病所结聚之处，拔之则病自出，无深入内陷之患；病所经由之处，截之则邪自断，无妄行传变之虞"。敷贴药应用最多的剂型有膏药、药膏和药粉三种。

### （一）药膏（又称敷药或软膏）

**1. 配制**　将药碾成细末，然后选加饴糖、蜜、油、水、鲜草药汁、酒、醋或医用凡士林等，调匀如厚糊状，涂敷患处。近代药膏用饴糖较多，除其本身作用外，主要是取其硬结后对患处的固定和保护作用。饴糖与药物的比例一般为 3 : 1，也有按饴糖与米醋之比为 8 : 2 进行调拌的。对于有创面者，则采用药物与油类熬炼或拌匀制成油膏使用，因其性状柔软，对创面有滋润的作用。

**2. 种类**

（1）消瘀退肿止痛类：适用于骨折、筋伤初期肿胀疼痛明显者。可选用消瘀止痛药膏、定痛膏、双柏膏、消肿散、散瘀膏等药膏外敷。

（2）舒筋活血类：适用于扭挫伤筋，肿痛逐步减退之中期患者。可选用三色敷药、舒筋活络药膏、活血散等药膏外敷。

（3）接骨续筋类：适用于骨折整复后，骨折对位良好、肿痛消退之中期患者。可选用接骨续筋药膏、外敷接骨膏、驳骨散等药膏外敷。

（4）温经通络类：适用于损伤日久，复感风寒湿邪，发作时肿痛加重者，可用温经通络药膏外敷，或在舒筋活络类药膏内酌加祛风除湿、温经散寒的药物外敷。

（5）清热解毒类：适用于伤后感染邪毒，局部红肿热痛者。可选用金黄膏、四黄膏等。

（6）生肌拔毒长肉类：适用于局部红肿已消，但创口尚未愈合者。可选用橡皮膏、生肌玉红膏、红油膏等。

**3. 注意事项**

（1）把药膏摊在棉垫或4~8层的桑皮纸上，大小根据敷贴范围而定，摊好后还可以在敷药上加叠一张极薄的棉纸，然后敷于患处。棉纸极薄，药力易于渗透，不影响药物疗效的发挥，又可减少对皮肤的刺激，也便于换药。摊开涂抹时敷料四周要留边，以防药膏烊化后沾污衣服。

（2）根据伤情的变化、肿胀的消退程度及天气的冷热来决定更换时间，一般2~4天更换1次，后期患者也可酌情延长，古人的经验是"春三、夏二、秋三、冬四"。凡用水、酒、鲜药汁调敷药时，药膏需随用随调勤换。生肌拔毒类药物也应根据创面情况而勤换药，以免脓水浸淫皮肤。

（3）药膏一般随调随用，凡用饴糖调敷的药膏，室温高时容易发酵，梅雨季节容易发霉，一般主张一次调制不要太多，或将饴糖熬煮过后再行调制。寒冬季节气温偏低可酌加温水稀释，以便于调制均匀。

（4）少数患者对敷药及药膏过敏而产生接触性皮炎，出现皮肤瘙痒及有丘疹、水疱时，应及时停药，局部涂擦青黛膏、六一散等，严重者可配合抗过敏治疗。

## （二）膏药

膏药古称为薄帖，是中医外用药物中的一种特有剂型。晋代葛洪《肘后备急方》中就有膏药制法的记载，后世广泛地应用于内、外科疾病的治疗，在骨伤科临床中应用更为普遍。

膏药包含膏与药两种材质，古人称"熬者曰膏，撮者曰药"。《理瀹骈文》指出："有但用膏而不必药者，有竟用药而不必膏者，有膏与药兼用者。""合之而两全""离之而各妙"。现习惯上统称为膏药。

**1. 配制** 将药物碾成细末配以香油、黄丹或蜂蜡等基质经过炼制而成。

（1）熬膏药：将药物浸于植物油中，一般用香油，加热熬炼后，再加入丹药收膏，称为膏或膏药。丹药一般用铅丹（又称黄丹或东丹），其主要成分为四氧化三铅，也有用密陀僧，主要成分为一氧化铅。膏药要求达到老嫩适度，"贴之即粘，揭之易落"的标准。膏药熬成后浸入水中数日，再藏于地窖阴暗处"去火毒"，以减少对皮肤的刺激，防止诱发接触性皮炎。膏药富有黏性，烊化后能对患处起到一定的固定作用。

（2）摊膏药：将已熬好经"去火毒"的膏药置于小锅中用文火加热烊化，然后将膏药摊在皮纸或布上备用，摊时应注意四周留边。

（3）掺药法：膏药内药料掺和方法有3种：①熬膏药时将药料浸在油中，使有效成分溶于油中；②将小部分具有挥发性又不耐高温的药物如乳香、没药、樟脑、冰片、丁香、肉桂等先研成细末，在摊膏药时将膏药在锅中烊化后加入，搅拌均匀，使之融合于膏药中；③将贵重的芳香开窍药物，或特殊需要增加的药物，在敷贴时加在摊好的膏药上。

**2. 种类** 膏药按功用可分为两类。

（1）治损伤与寒湿类：适用于损伤者，有坚骨壮筋膏；适用于风湿者，有狗皮膏、伤湿宝珍膏等；适用于损伤与风湿兼证者，有万灵膏、损伤风湿膏等；适用于陈伤气血凝滞、筋膜粘连者，有化坚膏。

（2）提腐拔毒生肌类：适用于创面溃疡者，有太乙膏、陀僧膏。一般常在创面另加药粉，如九一丹、生肌散等。

**3. 注意事项**

（1）膏药有较多的药物组成，适用多种疾患。对跌打损伤者，一般较多应用于伤筋、骨折的后期，对新伤初期有明显肿胀者，不宜使用。

（2）对含有丹类药物的膏药，由于含四氧化三铅或一氧化铅，X 线不能穿透，所以做 X 线检查时应取下。

## （三）药粉

药粉即散剂，又称掺药。药粉的配制是将药物碾成极细的粉末，收贮瓶中备用。使用时将药粉直接掺于伤口处，或撒于膏药上敷贴患处，按其功用分为 6 类。

**1. 止血收口类**　适用于一般创伤出血撒敷用，常用的有桃花散、花蕊石散、金枪铁扇散、如圣金刀散、云南白药等。近年来研制出不少止血药粉，都具有收敛凝血的作用，对一般创伤出血者掺上止血药粉加压包扎，即能止血。对较大的动、静脉损伤的出血需采用其他止血措施。

**2. 祛腐拔毒类**　适用于创面腐脓未尽，腐肉未去，窦道形成或肉芽过长的患者。常用的有九一丹、七三丹，以及红升丹、白降丹。红升丹药性峻猛，系朱砂、雄黄、水银、火硝、白矾炼制而成。白降丹的成分纯粹是氧化汞，专主腐蚀，只可暂用，不可久用，使用时需加赋形药。常用的九一丹中熟石膏与升丹之比为 9：1，七三丹中熟石膏与升丹之比为 7：3。对升丹过敏的患者，可用不含升丹的祛腐拔毒药，如黑虎丹等。

**3. 生肌长肉类**　适用于脓水稀少，新肉难长的疮面。常用的有生肌八宝丹等。也可与祛腐拔毒类散剂掺合在一起应用，具有促进新肉生长、疮面收敛、创口愈合的作用。

**4. 温经散寒类**　适用于损伤后期气血凝滞疼痛者或局部寒湿侵袭患者。常用的有丁桂散、桂麝散等，具有散寒祛风、温经活血的作用，可作为一切阴证的消散掺药。其他如《疡科纲要》中的四温丹等都可掺膏药内贴之。

**5. 散血止痛类**　适用于损伤后局部瘀血结聚肿痛者。常用的有四生散、消毒定痛散等。四生散对皮肤刺激性较大，使用时要注意皮肤药疹的发生。

**6. 取嚏通经类**　适用于坠堕、不省人事、气塞不通者。使用时取药粉吹鼻中取嚏，常用的有通关散等。《理瀹骈文·续增略言》指出："大凡上焦之病，以药研细末，哺鼻取嚏发散为第一捷法。不独通关，急救用闻药也。连嚏数十次，则腠理自松，即解肌也。"

## 二、搽擦药

搽擦法始见于《素问·血气形志》："经络不通，病生于不仁，治之以按摩醪药。"醪药是配合按摩而涂搽的药酒，搽擦药可直接涂搽于伤处，或在施行理筋手法时配合推擦等手法使用，或在热敷熏洗后进行自我按摩时涂搽。

### （一）酒剂

酒剂又称为外用药酒或外用伤药水，是用药与白酒、醋浸制而成，具有活血止痛、舒筋活络、追风祛寒的作用。一般酒醋之比为 8∶2，也有单用酒浸者。近年来还有用乙醇溶液浸泡加工炼制的酒剂。常用的有活血酒、伤筋药水、息伤乐酊、正骨水等。

### （二）油膏与油剂

油膏与油剂是用香油把药物熬煎去渣后制成油剂，加黄蜡或白蜡收膏炼制而成油膏。具有温经通络、消散瘀血的作用。适用于关节筋骨寒湿冷痛等证，也可配合在手法及练功前后做局部涂搽，常用的有跌打万花油、活络油膏、伤油膏等。

## 三、熏洗湿敷药

### （一）热敷熏洗

将药物置于锅或盆中加水煮沸后熏洗患处的一种方法。古称"淋拓""淋渫""淋洗"或"淋浴"。《仙授理伤续断秘方》中就有记载热敷熏洗的方法。先用热气熏蒸患处，待水温稍减后用药水浸洗患处，冬季气温低时，可在患处加盖棉垫，以保持热度。每日 2 次，每次 15～30 分钟，每贴药可熏洗数次，药水因蒸发而减少时，可添加适量水再煮沸熏洗。本法具有舒松关节筋脉、疏导腠理、流通气血、活血止痛的作用。适用于关节强直拘挛、酸痛麻木或损伤兼夹风湿者，多用于四肢关节的损伤，腰背部也可熏洗。热敷熏洗不宜用于伴有创口不愈合或感染者。常用方药可分为新伤瘀血积聚熏洗方及陈伤风湿冷痛熏洗方两种，新伤瘀血积聚者，用散瘀和伤汤、海桐皮汤、舒筋活血洗方；陈伤风湿冷痛者，用八仙逍遥汤、上肢损伤洗方、下肢损伤洗方。

### （二）湿敷洗涤

湿敷洗涤古称"溻渍""洗伤"等，《外科精义》指出："其在四肢者溻渍之，其在腰腹背者淋射之，其在下部者浴渍之。"本法多用于创伤，使用方法是"以净帛或新棉蘸药水""渍其患处"，现在临床上常把药制成水溶液，供创伤伤口湿敷洗涤用。常用的有金银花煎水、野菊花煎水、2%～20% 黄柏溶液、蒲公英鲜药煎汁等。

## 四、热熨药

热熨法是一种热疗方法。《普济方·折伤门》指出："凡伤折者，有轻重浅深久新之异，治法亦有服食淋熨帖爆之殊。"本法选用温经散寒、行气活血、通络止痛的药物，加热后用布包裹，热熨患处，借助其热力作用于局部，适用于不易外洗的腰脊躯体之新伤、陈伤。主要的剂型有下列 3 种。

### （一）坎离砂

坎离砂又称风寒砂。用铁砂加热后与用醋水煎成的药汁搅拌制成，临用时加醋少许拌匀置布袋中，数分钟内会自然发热，热熨患处，适用于陈伤兼有风湿者。现工艺革新，采用还原铁粉加上药用炭及中药，制成各种热敷袋，用手轻轻揉搓，即能自然发热，使用更为方便。

（二）熨药

熨药俗称"腾药"。将药置于布袋中，扎好袋口放在蒸锅中以蒸气加热后熨于患处，能舒筋活络、消瘀退肿，适用于各种风寒湿肿痛证。常用有正骨熨药等。

（三）其他

用粗盐、黄沙、米糠、麸皮、吴茱萸等炒热后装入布袋中热熨患处。民间还有采用葱姜豉盐炒热，布包罨脐上治风寒。这些方法，简便有效，适用于各种风寒湿型筋骨痹痛、腹胀痛及尿潴留等症。

五、药条

药条是用于创伤感染和骨病形成窦道、瘘管的一种外治方法。一般用桑皮纸或棉纸捻成细条状，粘上化腐拔毒的药粉，如红升丹、白降丹等制成，供插入窦道、瘘管内使用。其作用是腐蚀窦、瘘管壁，引流脓液或死骨，适用于深而小的伤口感染及附骨疽或骨痨形成窦道、瘘管。

六、中药离子导入

中药离子导入是将药物中的主要有效成分提取出来制成液体状，并确定药物中主要有效成分所带电荷的属性，然后将药物液体置于低压电源的相应电板，通过电流使药物离子直接导入患部，达到治疗疾病的目的。临床应用可根据不同病症和部位选择药物，常用于离子导入的药物有红花、当归、茜草、生川乌、生草乌、独活、威灵仙、艾叶、透骨草、细辛、伸筋草等。

# 第十二章 手术疗法

## 第一节 无菌原则

所有手术人员必须掌握和严格执行无菌原则。

### 一、手术人员

手术人员各就各位站定位置后，不可离开手术台，也不能随意走动。传递器械或物品时必须在手术人员的前面进行；手术人员的上肢必须在手术区内操作，不能离开手术区，或低于术者腰部以下及抬高超过肩部水平，亦不能触及手术台边缘；在手术过程中，如需要更换位置时，同侧与同侧更换时一人应先退后一步，另一人原地不动，背对背转过身进行更换，以防止触及对方背部有菌区；手术参观人员必须与手术人员保持一定距离，不可靠近手术人员或站得过高，尽量减少在室内走动，以减少污染机会。

### 二、手术操作

手术进行时要聚精会神，谨慎操作，同时避免议论与手术无关的话题。注意不可朝向手术区咳嗽或打喷嚏；如有出汗，应将头偏向一侧，由其他人员协助擦去，以免汗液坠落手术区内。手术操作要按步骤循序渐进，动作要轻柔，要注意防护切口暴露的肌肉、肌腱、神经、血管和骨骼等组织，以免被污染。手术过程中，手术人员如非需要，应避免或减少接触切口内的各组织和手术器械的前段部分。对各种内固定器材、植入物或移植的骨、肌腱等组织，取用时应注意包裹保护或用器械夹持，尽量减少操作者直接接触。

### 三、污染物的处理

垂落在手术台无菌区域外的器械或物品均视为被污染，应立即更换，如不可替换则需要立即重新消毒。被非无菌物体接触的物品或器械均不能放回，应即时更换；手术台上的布单或器械盘上的盘套，如果被灭菌盐水或血液浸湿，应另加铺无菌巾；手术过程如果发现手套破裂，应立即更换。

## 四、切口的防护

在切开皮肤前，应用酒精再次消毒切口皮肤或贴切口保护膜。缝合切口前，手术切口内应以生理盐水冲洗，或脉冲冲洗，以清除游离的凝血块、肌肉或骨屑等。在冲洗时注意严防溢出的冲洗液回流或溅回切口内造成污染。缝合切口前先用酒精涂擦切口皮肤；缝合后的切口用酒精再涂一遍，最后用无菌纱布覆盖包扎。

# 第二节　微创技术

手术操作应尽可能减少手术所造成的医源性创伤，即保护组织，最终充分恢复机体的功能。在任何外科手术创伤应激状态下，"达到和保持最佳的内环境稳定状态"是外科所必须遵循的基本原则。

微创技术就是尽量把手术对机体带来的医源性创伤减少到最小的程度。感染、过度手术操作损伤是导致一些血管、神经、肌腱手术后功能恢复差的主要原因。感染或创伤炎症反应因刺激纤维组织增生和瘢痕形成而影响术后恢复。如涉及肌腱的手术没有注意软组织保护，致其与周围的瘢痕粘连，可使手术效果大幅降低。骨科手术出现术后感染，除与无菌原则是否严格有关外，还与能否坚持微创技术有直接关系。手术方式选择不当或粗暴操作将使较多的组织受损，手术操作不熟练或手术时间过长同样会使组织丧失活力和降低抗感染能力，这也是造成术后感染的重要原因之一。因为手术动作不够轻柔、使用钝性的器械或直接粗暴撕裂组织，而闭合时切口缝合张力过大、存留异物、粗大的线结、结扎血管不精细、附带周围组织较多，没有消除血肿、死腔、电刀烧灼，以及组织外露的时间过长等都可能是术后感染的诱因并会形成过多的瘢痕。这些因素将影响浅层组织的愈合或手术切口愈合，特别是关节置换术、手功能重建术等，会导致术后感染甚至手术失败，并成为功能恢复的主要障碍。因此，在手术操作过程中，要求切口整齐，操作细致轻巧，对重要的组织应多做锐性剥离，擦拭伤口要轻柔，尽量使用止血钳，以减少反复擦拭，把组织创伤减少到最低。手术时间要尽量缩短，反复无目的的无效动作会给组织造成很大的创伤，并会延长手术时间。每一位手术人员都应重视和坚持微创技术，减少术后反应，使伤口愈合快，感染率低，以促进功能恢复。

骨科微创治疗除了要体现操作微创化外，更要体现在骨科治疗的微创理念上。如骨折复位和固定方式的合理选择和应用。有些情况下小切口手术并不一定就等于微创手术，经小切口行内固定的概念和操作技术，其核心问题是对骨折局部血运的保护，而微创首先应着眼于如何保护血运，而非皮肤切口，在理解上不能本末倒置，也不可误认为小切口手术简单易行。所以进行小切口内固定操作时，必须事先分析其创伤解剖，了解其软组织铰链的确切位置，操作时应轻巧而熟练地手法复位，或辅以撬拨复位，再严格按照解剖避开骨折局部尚存的血供组织，并置入内固定物。如果不注意保护局部的血运，粗暴地强行纳入固定物，则完全背离了微创的原则，其结果适得其反。为了保证手术精确细致地完成，即使在微创的理念下也无必要一味追求小切口。有些手术在现有的辅助条件下，必须在直视下，有够用的操作空间才可以完成。单纯粗暴地追求小切口，勉强完成手术，反而违背微创本意。在骨折复位固定效果相接近的情况下，选择以创伤较小的固定方法来进行治疗，往往更符合微创的理念，也会获得更加理想的复位效果。

总之，骨科手术治疗应树立微创意识，遵循微创的技术原则，采取更灵活、多途径、多样化的微创方式，才能更安全、更有效地为患者解除疾痛。

# 第三节　围术期处理原则

## 一、术前准备

手术前的准备工作是整个手术治疗中的重要组成部分，充分作好术前准备，不仅有助于手术的顺利进行，又能达到治疗的目的。

### (一) 全面掌握病情

**1. 手术者**　必须全面掌握病史、体检、X 线检查和化验等病情资料，并将这些资料进行归纳和分析，得出明确诊断，把握手术指征，这是保证病人安全和手术成功的首要条件。

**2. 病史**　详细询问受伤的时间、地点，以及受伤机制和现场急救及运送过程中的处理。分析暴力的性质、大小和方向，以便于确定创伤的部位和性质。对骨与关节的疾病，要详细询问发病原因、发展过程、治疗经过，对其他系统疾病的病史和既往史也需要询问详细。

**3. 体检**　体征是疾病的主要表现，是重要的客观证据，因此，查体要全面系统仔细。全身检查包括体温、脉搏、呼吸、血压及其他系统。检查运动系统时，要求患者躯体暴露广泛，肢体两侧要对比检查，按照望、触、叩、量（测量长度、周径、角度）进行逐一检查。这样所得到的体征才是客观真实的。

**4. 影像学检查**　对骨骼系统疾病和损伤的影像检查，主要有 X 线检查、CT 扫描及核磁共振成像等辅助检查，是对骨伤疾病进行诊断和治疗的主要依据。术前 X 线片等影像片要带进手术室，消毒前须核对手术部位。

**5. 实验室检查**　除进行血、尿、大便常规检查，出凝血功能检查，生化全套检查及血源传播性疾病检查外，某些骨病要化验血磷、碱性磷酸酶及肿瘤标志物等。

**6. 其他检查**　术前常规做心电图检查，必要时行心脏彩超、动态心电图等检查，高龄及接受关节置换术病人还要做下肢血管彩超检查。

### (二) 手术前讨论

凡是参加手术的人员都要从病史、体格检查和辅助检查所获得的资料中加以归纳、整理，并认真讨论，细致分析，进一步明确诊断及手术指征，是否存在禁忌证等，对术中可能发生的意外情况做充分的准备，并制订出合理的手术方案。

同一骨科手术常有几种手术方法，选择时要结合患者全身情况、局部病变情况和术者习惯来确定手术方案。手术者要反复熟悉手术的全过程，掌握每个环节，做好多种准备，以备应急。

## 二、术前备血

术前纠正贫血，并根据手术部位、大小，估计术中出血量的多少，做好备血、血液稀释、术中自体血液回输等准备。

## 三、术前用药

骨伤科手术要求严格无菌操作，手术前 30 分钟预防性应用抗生素，如手术较大、出血较多、使用止血带及手术时间较长等，术中追加抗生素。

对一般手术患者，术前应加强休息，增加饮食。如果患者肝功能较差或出凝血时间过长、血压高，或患有其他慢性病，应邀请相关科室会诊并积极对症治疗，必要时纠正贫血及水电解质紊乱，使用必要的抗生素。经治疗并征得相应科室及麻醉医生同意后，再考虑手术。

## 四、术前牵引

某些骨与关节畸形，陈旧性骨折、脱位等，为了缓解骨与关节周围软组织挛缩，术前可进行骨牵引或皮牵引。

## 五、选择手术器械

骨科手术所用的器械较多，人工关节、固定材料的种类和规格也有多种，术者的使用习惯亦有差异，手术中为了得心应手、利于操作，手术前 1 ~ 2 天，术者应亲自选好器械，经严格灭菌后备用。

## 六、术前谈话

术前医生应把患者病情、手术计划及术中和术后可能出现的情况，例如术中麻醉意外，由于手术刺激可能导致患者心跳停止，术后切口感染，肢体功能恢复不理想等情况，向患者、患者亲属充分告知，切忌夸大手术疗效。征得他们的理解和同意并签署手术知情同意书后，方可实施手术。

## 七、术前备皮

骨科手术的目的是解除患者痛苦，尽快恢复或改善其肢体的功能活动。这不但要求手术者具有高水平的手术操作技能，同时还要求手术前认真仔细地做好手术区皮肤的准备等细节，避免切口感染。

### （一）时间与方法

因暴力损伤所致的开放复杂性骨折需要争分夺秒抢救生命和伤肢，在短时间内要完成必要的术前备皮。其他四肢骨、躯干骨、关节矫形等手术可以按期进行术前备皮。

手术前一天，做清洁消毒，修剪指（趾）甲，然后沐浴、更衣。足部手术者，用 1 : 1000 新洁尔灭溶液浸泡约半小时，并且在浸泡中不断洗擦，至皮肤干净为准。如果患者患有手癣或足癣，需治愈后再行手术。

## （二）备皮范围

皮肤的准备范围根据手术部位不同而不同。四肢的皮肤准备一般要超过手术部位的上、下各一个关节，为手术中临时扩大手术范围做准备。具体准备范围如下：

**1. 手部手术**　上界超过肘关节，下界包括全手。

**2. 前臂部手术**　上界达上臂的中部，下界包括全手。

**3. 肘部手术**　上界平肩峰，下界达腕关节。

**4. 肩、臂部手术**　上界的前方平甲状软骨，后方平乳突部；下界平肋弓最低点，在臂部向下超过肘关节；前、后界均须超过躯干中线。

**5. 足、踝部手术**　上界超过膝关节，下界包括全足。

**6. 小腿部手术**　上界过膝关节，下界包括全足。

**7. 膝部手术**　上界至腹股沟，下界包括踝关节。

**8. 大腿部手术**　上界超过髋关节，下界达小腿中部。

**9. 髋部手术**　上界平肋弓，下界达膝关节，前、后均须超过躯干中线。

**10. 颈椎手术**　上界至头顶，下界平肩胛骨下角，两侧均须至腋中线。

**11. 胸椎手术**　根据部位的高低不同，上界平乳突，下界平髂嵴，两侧均须至腋中线。

**12. 腰椎手术**　上界平腋窝，下界平骶尾部，两侧均须至腋中线。

# 第四节　术后处理

手术完成并不是治疗的结束，术后处理是确保手术效果不可缺少的重要环节。为保证手术治疗的成功，促进病人迅速恢复健康，术后处理非常重要。

## 一、全身处理

手术完毕，医生要协同麻醉师一起亲自护送病人返回病房，并观察病人的一切变化，积极地进行正确处理。术后应密切观察病人术后反应，包括创伤失血后恢复情况、麻醉复苏情况、有无手术后并发症等。常规监测血压、脉搏、呼吸、体温，观察神志及肢体感觉、血运及活动情况，记录液体出入量、引流量；治疗方面包括补液、镇痛及抗感染等；同时也应积极预防深静脉血栓形成。

### （一）麻醉后反应

骨科成人上肢手术多采用臂丛神经阻滞麻醉，下肢多采用硬膜外麻醉。许多较完善的医院设有疼痛科，并有专职疼痛医师配合，麻醉后反应可得到及时处理，亦可减少并发症。脊柱手术或经胸手术的病人，在术后应重点护理。如鼓励病人深呼吸，促使肺功能早日复原，避免发生并发症。如有引流管应注意保持通畅，并记录引流量。

### （二）支持治疗

骨科手术一般很少影响病人的胃肠道，因此饮食、服药经口进入比较容易，摄取食物的营养也容易，但因体弱或失血较多的病人仍需适当地补液或输血。

### （三）合理使用抗生素

围术期应合理使用抗生素。手术时间短、创伤小及无内置物的手术，术后可不使用抗生素。如果手术暴露面较大、手术时间较长、创伤较重或手术通过有窦道等感染处时，需要选用有效的抗菌药物。要密切观察手术部位局部情况及全身状况，定期复查血常规等实验室检查。

### （四）预防深静脉血栓

骨科手术后深静脉血栓发生率较高，严重者危及患者生命，要引起足够重视。一般可通过药物如低分子肝素、中药等预防深静脉血栓形成，还可以用物理方法如下肢静脉泵等进行预防。已经形成深静脉血栓者要请血管外科协助治疗。

## 二、局部处理

对病人手术肢体局部的处理在术前讨论时就要安排妥当。病人由手术室返回病房前将其病床整理好，如需牵引应将牵引架、砝码、牵引绳等器材准备齐全。

### （一）肢体抬高

骨科手术后，患肢因手术创伤可能会出现逐渐肿胀。术后应将患肢放于支架或枕头上，以抬高患肢，其高度一般应超过心脏平面，以利于静脉、淋巴回流，减轻肢体水肿。

### （二）血运观察

通常引起患肢血液循环障碍的原因有：

1. 包扎绷带或石膏原来缠绕的并不紧，但术后患肢因肿胀而导致包扎过紧，阻碍了患肢的血运。

2. 由于手术时损伤或结扎了主要血管，造成血运障碍，或结扎血管不牢，引起继发性出血或血栓形成。

3. 手术时间过长，创面暴露时间过久形成了创伤性炎性水肿或感染伴水肿。

用石膏固定的肢体，要严格观察暴露于石膏外面的肢端感觉及运动情况，如有循环障碍、感觉麻木及运动障碍，应及时处理。

### （三）伤口观察

1. 骨科手术后，密切观察病人脉搏、血压及包扎的敷料或石膏表面渗血面积有无扩大。若是缓慢扩大，可进行加压包扎压迫止血；若仍继续扩大，病人的脉搏、血压不稳，应立即送回手术室进行手术探查。截肢病人术后应在床旁准备止血带，以备大血管出血时紧急使用。

2. 除注意伤口出血外，还要注意伤口有无感染。观察病人体温有无升高、白细胞计数和中性粒细胞百分比是否增高。如果手术部位疼痛进行性加重，并有跳痛感，提示可能有化脓性感染，应及时采取换药、拆除缝线、打开伤口排出脓液并引流等措施。

3. 截瘫病人或体弱危重病人，在受压迫的骨突起部因循环受阻容易发生褥疮。勤翻身是预防褥疮的主要方式，正确做法是将受压处的皮肤擦净，使之干燥，并轻轻按摩，促使血液循环，并在受压部放置气垫使骨突起部不接触床面，避免受压。

4. 因手术方式不同，术后部分病人采用管型石膏固定肢体，虽然病人主动锻炼肌肉功能，但仍会有肌肉萎缩。应根据术后恢复情况，适时拆除或更换石膏。

四肢伤口一般术后 2 周拆线。如骨科手术切口较长，伤口张力较大，愈合不牢，为了安全起见可先间断拆线。

### 三、动静结合，功能锻炼

根据病人的具体情况，灵活掌握动静结合的原则，积极鼓励病人尽早进行肌肉收缩活动。术后生命指征平稳，一般状态良好后即可开始有限功能锻炼。练习肌肉张力，减少肌肉与其他软组织的失用性萎缩、关节挛缩及粘连。用助行器辅助行走功能训练及持续被动活动（CPM 机）训练等。后期辅以理疗、按摩推拿、针灸等治疗。

### 四、合并症的预防原则

骨伤科手术后的病人，一般多需较长时间卧床休息，因此必须注意防止肺炎、褥疮、泌尿系结石和下肢深静脉血栓形成等并发症的发生。

# 第十三章 练功疗法

练功疗法是古法导引的一部分，现代又称功能锻炼，是中医骨伤科治疗的特点之一，是通过功能锻炼防治损伤性疾病、促进肢体功能恢复进而加速康复的一种有效疗法。练功疗法贯彻并体现固定与活动相结合，即"动静结合"的治疗原则，是治疗骨关节损伤的一种重要方法，在损伤后遗症的治疗及骨伤疾病的康复中发挥重要作用。

## 一、分类

### （一）全身锻炼

全身锻炼对调和气血、促进与协调脏腑功能、延缓衰老有积极的作用，常能弥补方药之不足。全身锻炼运动量较大，动作较多，故适宜体质较好、肢体运动自如者。如有明显的伤病，宜采用局部锻炼。

骨科手术后的全身练功需要医生通过对患者肌力、关节、平衡能力、体位转移能力、步行能力及步态的评估制定练功计划。患者在医生的指导下有计划地进行增强肌力、耐力的练习；进行增加关节运动范围的体操锻炼；进行步行训练，提高步行能力，纠正错误步态，提高神经肌肉、骨关节等的运动功能，并调整心理精神状态。同时患者可在医生的指导下适当地进行健身康复运动，如跑步、太极拳、八段锦、医疗气功等，以增强体质、调节内脏功能、促进康复。

### （二）局部锻炼

为了预防或治疗肢体伤病，患者在医生指导下进行某一肢体的主动活动称局部锻炼。局部锻炼采用的动作，多具有独立性，活动量小，每个动作的临床意义明确，可针对患者的伤病重复训练，具有促进局部组织的血液循环，消除肿胀，减少疼痛，预防组织粘连、关节僵硬、肌肉萎缩及关节失稳等作用。

**1. 肌力训练**

（1）适应证：肌萎缩及关节源性肌无力。

（2）禁忌证：骨折未愈合且未行有效固定，体质差或合并严重的心肺功能不全者。

（3）肌力训练方法：阻力原则：可通过肌肉自身的重量或外界的阻力来增强肌力。超量负荷原则：即训练时必须超过一定的负荷量和时间。适度疲劳原则：是控制超常负荷不至于过度的主观限制指标，从训练开始到感到疲劳时中间不休息。循序渐进与个体化原则：根据患者的性别、年龄和肌群分布特点，实施个体化训练方案，根据肌力大小逐渐增加负荷。

**2. 肌肉耐力训练** 肌肉耐力可用从开始收缩直至出现疲劳时收缩的总次数或所经历的时间来衡量。肌力训练原则是重负荷少重复，肌耐力训练原则是轻负荷多重复。

**3. 关节活动度训练**

（1）适应证：关节挛缩僵硬、肢体瘫痪、周围神经损伤引起的关节活动受限。

（2）禁忌证：骨折未愈合且未行有效固定，肌肉、肌腱、韧带损伤的急性期，深静脉血栓，异位骨化，肌肉、肌腱、韧带或皮肤手术后初期。

（3）治疗方法

主动运动：动作应平稳、缓慢，尽可能达到最大幅度，然后稍加维持。

被动运动：由治疗师或患者自己用健肢协助，按需要的方向进行关节被动活动，以牵伸挛缩或粘连的组织。

助力运动：由患者健肢徒手或通过棍棒、滑轮和绳索等简单器械，帮助患肢运动。

关节功能牵引：将挛缩关节的近端肢体用支架或特制的牵引器固定于适当位置，然后在其远端肢体上按需要的方向用沙袋做重力牵引。重量以引起一定的紧张或轻度的、可以忍受的疼痛，但不引起反射性肌痉挛为度。

持续被动运动：是利用专用器械使关节进行持续、较长时间的缓慢的被动活动。其运动的幅度、速度和持续时间可酌情选择。

**4. 步行训练**

（1）适应证：神经系统、骨骼运动系统的病变或损伤影响行走功能的患者。

（2）禁忌证：站立平衡功能障碍，关节不稳，下肢骨折未愈合且未行有效固定处理。

（3）训练方法：步行前训练：包括肌力训练、平行杠内站立训练、平衡训练及负重训练。此过程中医护人员必须随时评定患者的功能状态，严加保护，避免意外。步行训练：步行训练应先在平衡杠内进行，以确保安全，其后在平衡杠外借助拐杖行走，然后才可独立行走。

## 二、作用

### （一）消肿定痛

有效的练功可促进肢体气血流通，达到活血化瘀、消肿定痛的作用。

### （二）舒筋活络

练功可使肢体气血通畅，筋肉得养，关节滑利而减轻损伤肢体的痿废。

### （三）促进骨折的愈合与肢体功能的恢复

骨折复位后，在有效固定的前提下，进行分期练功，可促进骨折的愈合与肢体功能的恢复。早期进行骨折周围肌肉不带动关节活动的等长收缩，在消除组织肿胀的同时可增加骨折两断端的压应力，有效地促进骨折的愈合。如为夹板固定，肌肉的等长收缩还可有效地增加夹板内的肌容积，促使骨折残余移位得到进一步矫正；骨折中、后期，通过伤损肢体肌肉带动关节活动的等张收缩，在促进肢体气血流通、利于骨折愈合的同时，还能及时改善伤损肢体的运动功能，从而缩短病程。

### （四）防止关节粘连

损伤肢体长期固定是产生关节粘连、僵硬强直的常见原因。指导患者进行局部锻炼，促进伤肢的气血流通，从而达到减轻或消除关节粘连、防止关节僵硬强直的目的。

## 三、注意事项

### （一）制定练功计划

练功要在医生的指导下进行。医生应根据患者的体质和伤病的性质、程度、部位及骨折整复后的稳定情况制定练功计划。

### （二）分期练功，循序渐进

练功活动应以主动练功为主，被动练功为辅的原则。运动量由少到多，动作由简到繁。练功时不应引起疼痛，如果练功后疼痛不减或局部肿胀，应及时检查，及时调整或减少练功的运动幅度与运动量，以免加重损伤、延缓恢复。

1. 练功次数以每日 2～3 次为宜，局部锻炼每次 15～30 分钟，全身锻炼每次为30～60分钟，以不感到疲劳为宜。

2. 练功时精力要集中，动作正确、缓慢，不宜在疲劳、食后与饥饿时练功。

3. 骨折后期练功，可配合热敷、熏洗，搽外用药水、药酒、药油等，以及采取按摩、理疗等方法。

# 第十四章　物理疗法

物理疗法是指通过各种物理因素作用于人体的防治疾病的治疗方法，简称理疗。

## 一、应用范围

**1. 镇痛**　依据疼痛的部位和性质不同，可选用相应的疗法缓解神经、关节、肌肉疼痛及内脏痉挛性疼痛。如治疗痉挛性疼痛，常采用红外线、蜡疗等温热疗法。

**2. 消炎**　可促进机体组织各种炎症吸收与消散。临床常根据炎症的性质选用相应的理疗方法。如局部炎症可选用蜡疗法、高频电疗法等。

**3. 镇静安神**　常选用全身性磁疗法。

**4. 缓解痉挛**　可选用短波疗法、红外线疗法及其他传导热疗法。

**5. 兴奋**　神经麻痹与肌肉萎缩，主要选用低、中频电疗法，并配合热疗法。周围性运动神经麻痹，可用干扰电疗法、间动电疗法等。局部感觉障碍，宜选用感应电疗法、电刺激疗法等。

**6. 松解粘连，软化瘢痕**　可选用离子导入疗法、超声波疗法等。

**7. 杀菌、脱敏**　常选用紫外线、激光疗法等。

## 二、禁忌证

患有严重心脏病、严重动脉硬化、有出血倾向、恶病质等疾病者忌用。另外，高热、败血症、活动性肺结核、局部急性皮炎、感觉障碍、动脉瘤等。

## 三、综合应用

临床上常采用两种以上的理疗方法，目的是利用物理因素的协同或相加作用以增强疗效、缩短病程，但应注意不可互相削减或产生拮抗作用。综合应用一般不超过 3 种。理疗方法的综合应用形式常有：

**1. 联合疗法**　指先后连续应用两种以上的理疗方法。如水疗或温泉浴后，再照射紫外线；先在局部热疗或可见光疗法，继后进行按摩疗法等。

**2. 复合疗法**　指在同一患者或同一部位同时进行两种以上的理疗方法。如超声－间动疗法，就是超声加间动电疗法；直流电药物离子导入疗法，即直流电加药物等。

**3. 交替联合疗法**　指两种理疗方法间隔时间较长的联合应用，即交替应用。如射频疗法与放射治疗的交替应用等。

## 四、注意事项

**1. 正常病理反应**　在矿泉浴、水浴、紫外线及某些电疗过程中，有时可见症状、体征有所加重，此系正常病理反应，一般无须特殊处理，多在理疗过程中自然消退。

**2. 局部加剧反应**　系病灶反应，如治疗局部关节的肿胀加重、疼痛加剧等，一般理疗 3~5 次后迅速好转。若持续 1 周以上，或症状进一步加重者，应减少理疗的剂量，延长间隔时间，或停止理疗。待反应消退后，再从小剂量开始或改用其他理疗方法。

**3. 全身加剧反应**　理疗后若出现神疲乏力、食欲不振、失眠头晕等症，且持续不见好转，应停止理疗后，数日再从小剂量开始，或改用其他理疗方法。

## 五、常用方法

### （一）电疗法

**1. 直流电疗法**

（1）单纯直流电疗法：是应用直流电作用于人体而达到治病目的的一种方法。用于促进骨折愈合，防止瘢痕增生及粘连等。

（2）电水浴疗法：指将肢体浸入水中，再通以不同波形的电流的治疗疾病的方法。用于失经痛、多发性神经炎、周围神经麻痹、多发性关节炎等疾病。

（3）直流电离子导入疗法：指利用直流电将药物离子导入人体的治疗疾病的方法，简称离子导入疗法，是常用的电疗方法之一，广泛应用于临床各科疾病的治疗。注意各种药物具有的相应治疗作用和适应范围。

**2. 低频脉冲电疗法**　指应用频率低于 1000 Hz 的各种波形的脉冲电流治疗疾病的方法。因为此种电流对感觉和运动神经系统具有强刺激作用，故又称刺激电流疗法。

（1）感应电疗法：指应用感应电流治疗疾病的方法。用于失用性肌萎缩、肌无力、扭挫伤、急性腰扭伤及下运动神经元部分损伤后的弛缓性麻痹等。

（2）超刺激电流疗法：指使用超过一般剂量的电流强度进行低频脉冲电疗的方法，又称刺激电流按摩疗法。适用于神经痛、神经炎、神经根炎、挫伤、挫伤等。

（3）神经肌肉电刺激疗法：指应用低频脉冲电流刺激神经肌肉，引起肌肉收缩的治疗疾病的方法。适用于肌萎缩、肌无力、神经麻痹等病证。

（4）间动电疗法：指在直流电基础上，叠加经过半波或全波整流的 50 Hz 正弦电流，以此治疗疾病的方法。适用于神经炎、神经痛、扭挫伤、肌纤维组织炎、肌肉劳损、肩周炎、失用性关节强直、肌萎缩等。

**3. 中频正弦电疗法**　指使用频率为 1000~100000 Hz 的正弦交流电进行治疗的方法。

（1）干扰电疗法：指同时使用两路频率相差 0~100 Hz 的中频正弦电流，交叉地输入人体，在交叉处发生干扰形成干扰场而"内生"0~100 Hz 的低频调剂的脉冲中频电流，以治疗疾病的方法。具有止痛、促进局部血运、兴奋骨骼肌及平滑肌等功效。

（2）等幅中频正弦电疗法：指应用频率 1000~5000 Hz 的等幅中频正弦电流治疗疾

病的一种电疗法。目前常用频率为 2000Hz，曾称为"音频电疗法"。具有止痛、促进血运、软化瘢痕、松解粘连等功效。

**4. 高频电疗法** 指应用高频电流治疗疾病的方法。医学上把振荡频率高于 1000kHz 的交流电列为高频电流。

（1）短波疗法：指应用频率为 3000～30000kHz 的高频电磁波对人体进行治病的一种电疗方法。因治疗时主要利用高频交流电磁场通过组织时感应涡流而产生热，故又称感应热疗法。

（2）超短波疗法：指应用 1～10m 的电磁波对人体进行治病的一种电疗方法，又称超高频电场疗法。超短波疗法的治疗作用与短波疗法基本相同，但热效应比短波更好、更均匀。

（3）微波疗法：指应用 1mm～1m 的特高频电磁波对人体进行治病的一种电疗方法。

## （二）光疗法

光疗法是指利用光（日光、红外线、紫外线、激光等）照射人体，以达到防治疾病的目的的理疗方法。

**1. 红外线疗法** 适用于风湿性关节炎、软组织损伤、多种神经炎、周围神经损伤或麻痹等。

**2. 紫外线疗法** 适用于各种炎症。

**3. 激光疗法** 适用于伤口、溃疡、扭挫伤，以及消除痣、疣等体表小赘生物等。

## （三）超声疗法

**1. 单纯超声疗法** 指应用超声波治疗疾病的理疗方法。适用各种骨关节炎症。

**2. 超声－间动电疗法** 指同时应用超声波和间动电疗法治疗疾病的方法。

**3. 超声药物透入疗法** 指利用超声波将药物通过皮肤或黏膜导入人体内的理疗方法。

## （四）磁疗法

应用磁场作用于人体一定部位或穴位，达到镇痛、消炎、退肿及镇静等作用的方法。

## （五）传导热疗法

以各种热源为介质，将热直接传至人体内而达到治疗目的的方法。

**1. 泥疗法** 用各种泥类物质加热后作为介质，涂敷在体表一定部位，将热传入机体的治疗方法。

**2. 石蜡疗法** 以加热溶解的石蜡作为导热体，涂敷于患处，将热能传入机体的治疗方法。

# 第十五章　其他疗法

## 第一节　针灸疗法

### 一、针灸疗法基础

针灸疗法在骨伤科应用广泛，历史悠久，疗效确切。有针刺和艾灸两种治法。针法是利用不同针具，在人体一定部位，通过不同的手法给予刺激，以激发经络之气、调整机体的功能，进而恢复人体健康。灸法是采用艾绒等各种药物，通过温热配合药物刺激体表的一定部位，以调整机体功能，防治疾病。两者虽各有特点，但是都通过"腧穴"的刺激，激发经络来调整脏腑、气血、营卫等功能，达到扶正祛邪、防治疾病的目的。

针灸疗法运用"四诊"诊察病情，选择"八纲"进行辨证，依据脏腑、经络学说对临床上各种不同证候进行辨证，以明确疾病的部位、性质、虚实，以及病情的标本缓急。根据辨证结果给予相应的配穴处方，依方施术，或针或灸，或针灸并用，以疏通经络、调和气血、平衡阴阳，改善脏腑功能。

针灸疗法对骨折、脱位的康复有一定疗效，尤其对筋伤疗效显著，对于内伤疾病也收效甚佳。

#### （一）治疗原则

根据中医理论，运用望、闻、问、切四诊，配合其他方法，进行八纲辨证，确定治疗原则。邪气盛者多泻其实邪；正气不足者多补正气。热邪用急刺法或刺出血，以疏泄邪热；寒邪过盛，脏腑经络之气凝滞，用留针法使阳气来复而祛散寒邪，或用灸法助阳散寒；气血瘀滞，闭阻经络时，用出血法祛其瘀；阳气不足而脉陷下时，宜用灸法升阳举陷；若本经有病而非他经所犯者，取本经腧穴调其气血。

#### （二）配穴处方的基本原则

针灸治病，是通过不同的方法刺激腧穴来完成的，所以腧穴的选用、处方的组成与疗效密切相关。临床上配穴处方需在辨证论治的指导下，综合腧穴的功能、特性来调配酌处，做到有方有法，相辅相成，主次分明。临床应用有以下3种：

**1. 局部选穴** 针对治疗所在部位和邻近部位进行选穴，也可选用阿是穴，是腧穴局部治疗作用的体现，多用于治疗局部病变。如关节扭伤选阿是穴，肩周炎选肩髃穴等。

**2. 远部选穴** 根据经络学说和腧穴的主治功能，在病变部位所属和相关的经络上，距病变较远的部位取穴。即病在上者，取之下；病在下者，取之上；病在头者，取之足。这是"经络所过，主治所及"治疗规律的体现。如腰痛取委中、昆仑等穴。

**3. 随症选穴** 根据疾病的证候特点，依据辨证后的病因病机结合腧穴的功能及其主治所采用的一种取穴方法。即根据疾病的特殊症状而选取穴位，是腧穴特殊治疗作用的选穴原则。筋病时取阳陵泉，骨病时取大杼穴，落枕时选用外劳宫等。

以上3法，既可单独选取，也可配合应用。

## (三) 针灸方法

**1. 毫针刺法** 毫针是针刺治病的主要针具，临床应用最广。针具以不锈钢为主，针身长度为0.5~3.5寸，针的规格分26号、28号、30号等数种。

（1）针刺前的准备

①选择针具：应根据患者的年龄、形体、病情的虚实、病变的表里和所取腧穴的部位选择长短、粗细适宜的针具。使用前注意检查针身有无弯曲，针尖是否带钩或过钝等情况。

②选择体位：主要的体位有：仰卧位、仰靠坐位、俯卧位、俯伏坐位、侧卧位、侧伏坐位等。应尽量采用患者舒适而耐久的体位，以利于操作和暴露穴位。要防止晕针、滞针等。

③消毒：重复使用的针具用高压消毒，一次性针具可免消毒。腧穴部位的消毒用75%酒精或碘伏棉球拭擦即可。

（2）行针与得气：行针亦称运针，是指将针刺入腧穴后，调节针感，以及进行补泻，使之得气的针刺手法。得气是指毫针刺入腧穴后，医者感到针下有沉紧的感觉，患者针下出现酸、麻、胀、重感。一般得气迅速时，疗效较好；得气慢时效果差。针刺后如未得气，要检查取穴是否准确，针刺角度是否正确，如无错误，须用提插、捻转等法行针以助得气。

（3）常用补泻手法：由于病有虚实，针刺治疗时必须采用相应的补泻手法，补泻是针刺治病的主要环节。《备急千金要方》曰："凡用针之法，以补泻为先。"补是补其虚，即鼓舞人体正气，促进功能恢复；泻是泻其实，疏泄病邪，使亢进的功能恢复正常，以达治疗目的。现将常用补泻手法简要介绍如下。

捻转补泻：针下得气后，捻针的拇指偏重向前为补，反之为泻。

提插补法：针下得气后，先浅后深，将针上下提插，反复重插轻提为补，反之为泻。

另外还有疾徐补泻、迎随补泻、呼吸补泻、开阖补泻、平补平泻及烧山火、透天凉等手法，临床上可互相配合应用。

**2. 灸法** 是借灸火的温热刺激经络腧穴，达到防治疾病的目的。施灸的原料很多，常以艾叶为主，具有温通经络、行气活血、祛湿逐寒、消肿散结、回阳救逆及防病保健等作用。常用灸法有艾炷灸、艾卷灸、温针灸和温灸器灸。现将骨伤科常用灸法介绍如下：

（1）隔姜灸：是隔物灸的一种灸法。将鲜姜切成直径2～3cm，厚0.2～0.3cm的薄片，中间以针刺数孔，然后将姜片置于应灸的腧穴上，再将艾炷放在姜片上点燃施灸。隔姜灸要以皮肤红而不起泡为度，防止烫伤。常用于风寒痹痛患者。

（2）温针灸：是针刺与艾灸结合应用的一种方法。将针刺入腧穴得气后给予适当补泻手法，留针，将纯净细软的艾绒捏贴在针尾上，点燃施灸，待艾绒烧完后除去灰烬将针取出。常用于软组织劳损性疾病。

## 二、针灸疗法在骨伤科的应用

骨伤科绝大多数疾病，如骨折、脱位、筋伤等主要表现为疼痛、肿胀、功能障碍等。针灸疗法具有通经活络、宣通气血、调整阴阳等作用，从而达到止痛、消肿、解痉等目的。对一些损伤重症，如外伤性截瘫等，也能起到辅助治疗、促进功能恢复的作用。

### （一）常见筋伤的治疗

针灸治疗筋伤有很好的疗效，是筋伤患者常用的治疗方法。

**1. 慢性筋伤**  慢性筋伤多数由于风寒湿邪侵袭或劳伤气血，导致经络阻滞、气血不畅、筋失所养。如落枕、颈椎病、腰椎间盘突出症、坐骨神经痛、肩关节周围炎、腰肌劳损、骨性关节炎、肱骨外上髁炎、桡骨茎突狭窄性腱鞘炎、第三腰椎横突综合征等慢性伤筋。针刺可以达到舒筋活络、疏通气血、祛风散寒的作用，从而对慢性伤筋有较好的疗效。慢性伤筋常以局部取穴配合远端取穴，并根据辨证加减。

**2. 急性筋伤**  急性筋伤常见于四肢关节急性筋伤、急性腰扭伤等，骨折脱位也多伴有筋伤，故动骨必伤筋，伤筋不一定动骨。急性筋伤主要由于外伤致气机不畅，血脉不通或血溢脉外，导致气血瘀滞，不通则痛，故见疼痛、肿胀、功能障碍等。针刺可以舒筋通络、流通气血、消肿止痛，能在短期内获得较好效果。急性筋伤一般以局部取穴为主（或用阿是穴），根据经络分布循经配远端腧穴。

### （二）骨伤科其他疾患的治疗

**1. 脱证**  多由严重创伤，如骨盆、股骨干骨折，以及大量失血等原因引起。发病突然，病情复杂，需针对病因采取相应的治疗方法。针灸可作为抢救的辅助措施之一。

**2. 外伤性截瘫**  是脊椎骨折脱位的严重并发症，皆因脊髓损伤所致。督脉总督周身之阳经，手、足三阳经均与其相会。外伤性截瘫的临床表现与督脉受累、经络阻塞有密切关系。针灸可以疏通督脉，镇痉起痿，是外伤性截瘫常用治法之一。

**3. 小儿麻痹后遗症**  又称脊髓灰质炎后遗症，系因脊髓灰质炎病毒侵害脊髓灰质前角运动神经元所致，受累肢体呈弛缓性瘫痪，以下肢多见，属"痿证"范畴。根据"治痿独取阳明"原则，针灸以手、足阳明经穴为主，辅以病部取穴，并根据病情采用泻法或补法。

## 第二节　小针刀疗法

### 一、小针刀疗法基础

小针刀疗法是在传统针刺疗法的基础上结合外科松解术而形成的一种新的治疗方法，是在古代九针中的镵针、锋针等基础上，结合手术刀的原理发展形成的，是与软组织松解手术有机结合的产物。由于在形状上似针又似刀，因而称为小针刀。小针刀疗法具有疗效好、痛苦小、见效快、术后无瘢痕等特点，已经成为一项普遍开展的骨伤科治疗方法。

小针刀是一种兼有针和刀两种性能的治疗器械，其刀型根据治疗需要而定。既要能够剥离粘连，疏通阻滞，又不能增加创伤，因此要求器械既细、又硬，还要有很好的弹性，刀口要细小且锐利。针粗会增加创伤，弹性太差会断针，针太软无法剥离且易弯曲，刀口太大易损伤健康组织。

#### （一）小针刀的分类

小针刀一般分为3部分：手持柄、针身、针刀。小针刀种类很多，根据刀刃的形状和功能大体上分为平刃针刀、凹刃针刀、斜刃针刀、推割针刀、弯钩针刀、剑型针刀、注射针刀7种类型。小针刀形状和长短根据治疗的部位和需要不同而略有不同，一般长度在10～20cm，直径为0.4～1.2mm不等。针刀宽度一般与针体直径相等，刃口锋利。

小针刀在应用前必须高压灭菌，一次性针具可免消毒。

#### （二）小针刀治疗原理

**1. 松解与减压**　施术者通过对纤维组织进行切、割、铲、剥等方式对软组织进行松解，可消除粘连组织的张力。如弹响指、桡骨茎突狭窄性腱鞘炎、腕管综合征、网球肘等均是通过针刀松解腱鞘压迫，减低局部的张力，从而对各部位因粘连或者狭窄而引起的各种病证能起到松解减压的作用。

**2. 重塑作用**　通过切、割、铲、剥等方式，使损伤局部组织重新愈合，恢复原来功能。如韧带、肌肉附着点的炎症，主要是局部组织发生充血、炎性细胞浸润，继而发生钙化等使其收缩和弛缓的功能丧失。小针刀通过分离肌腱与骨外膜的粘连，切开钙化的组织，在局部形成新鲜创面，达到改善局部血循环、加速组织修复和功能重建的目的。

**3. 针刺的兴奋作用**　小针刀较针刺针粗，因此刺激强度大，能明显提高局部组织的兴奋性，通过神经和体液的调节作用，提高机体修复能力，促进病变组织恢复。

#### （三）小针刀操作方法

**1. 操作步骤**
（1）定点：在选好体位及治疗点后，确认进针部位，并做以标记。操作前局部常规无菌消毒，术者常规洗手后戴无菌手套，对于大关节部位或操作较复杂的部位可敷无菌洞巾，防止污染。必要时可采用局部麻醉，以减轻患者痛苦。

（2）定向：针刀尖部有一刀刃，为避免损伤，刀口线应按以下原则确定：①与病变部位肌肉韧带的方向一致；②如有较大神经、血管应该与其方向一致；③若上述两点矛盾，应以神经、血管为主，与神经、血管方向一致。

（3）加压分离：为避免神经、血管损伤，进针时以左手拇指下压皮肤并横向拨动一下，再下压使神经血管分离到拇指两侧，针刀沿拇指甲背进针。若病变在关节部位或骨面可以直接加压至感觉到坚硬的骨面。

（4）刺入：将针刀刃贴于左手拇指甲壁，稍用力下压可刺入皮肤。

**2. 常用手术方法**

（1）纵行疏通剥离法：适用于软组织粘连引起的疼痛。松解时使刀口线与肌腱、韧带保持一致，针体垂直骨面，刀刃接触到骨面后进行与刀口线方向一致地来回摆动，以疏通剥离。如果结节或粘连较大，可以分几条线疏通，但不可横行铲剥。

（2）横行剥离法：刀口线与肌腱、韧带垂直，针体与骨面垂直，刀刃接触到骨面后进行与肌肉、韧带垂直的铲剥，将粘连的肌肉、韧带从骨面上铲起，针刀下有松动感时出针。

（3）切开剥离法：适用于软组织损伤粘连，血肿机化后形成的包块。刀口线与肌腱、韧带保持一致，针体垂直于结痂部位，用针刃将瘢痕组织切开。

（4）铲磨削平法：适用于骨的边缘、关节周围骨刺形成。治疗时针刀刀口线与骨刺纵轴垂直，针体垂直骨面。刀刃接触到骨面后，切断附着在骨刺尖部紧张、挛缩的软组织，并铲除、磨平骨刺尖部的瘢痕组织。

（5）瘢痕刮除法：瘢痕在腱鞘壁、骨面、肌腹、肌腱上时，刀口线与治疗部位软组织的纤维方向一致，针体垂直刺入瘢痕组织，沿纵轴方向反复纵向疏剥，针刀下有柔韧感时出针。

（6）骨痂凿开法：因骨折畸形愈合导致功能障碍者，可用小针刀在骨痂部位沿原来的断面凿开数孔，然后用手法进行矫正。

（7）通透剥离法：适用于较大范围的粘连、硬结。在治疗部位选取数点进针，充分剥离粘连，切开软组织瘢痕，使硬结变松软。

（8）切割肌纤维法：适用于颈、肩、腰、背等部位因肌纤维过度紧张、痉挛而引起的顽固性疼痛或功能障碍。选用刀口线与肌纤维方向一致进针，到达病变部位后，使刀口线与肌纤维垂直，切断少量紧张、挛缩的肌纤维。

（四）术后处理

术毕针孔用无菌辅料覆盖，包扎1~2天，以防止出血。3天内针孔处严禁被污染。

（五）操作注意事项

**1. 操作准确**　小针刀疗法是在非直视下操作，医生必须熟悉操作部位的解剖关系，以提高操作的准确性，避免损伤，提高疗效。在深部进行铲剥、横剥、纵剥等剥离操作时，严防损伤或切断韧带、肌腱，严禁损伤血管、神经及内脏。

**2. 无菌操作**　严格无菌操作，防止感染。尤其做深部治疗或者关节部位如膝、髋、肘、颈等的治疗时更要注意。

**3. 严格掌握禁忌证** 对有血友病等出血倾向及凝血功能障碍者，发热、感染、骨结核、骨肿瘤及严重器质性疾病、局部有红肿热痛或脓肿、皮肤疾病等患者禁止用小针刀疗法。

## 二、小针刀疗法在骨伤科的应用

### （一）肱骨外上髁炎（网球肘）

**1. 取穴** 压痛最明显处，有时可有几个部位。

**2. 方法** 使小针刀刀口线和伸腕肌走向一致，用纵行疏通剥离法、切开剥离法、横行刮剥法等在肌肉痛点肌肉附着处操作，以疏通伸腕肌、伸指总肌、旋后肌肌腱。术毕屈曲肘关节 2~4 次，一般操作 1~2 次，每次间隔 5 天。

### （二）屈指肌腱狭窄性腱鞘炎（弹响指）

**1. 取穴** 局部痛点。

**2. 方法** 用纵向铲剥法彻底松解，至弹响消失、手指活动灵活。

### （三）足跟痛（足跟骨刺）

**1. 取穴** 骨刺尖部（压痛最明显处）。

**2. 方法** 针刀口线和纵轴垂直，针体和足跟呈 60° 角，深度直达骨刺尖部，做横行切开剥离和铲削剥离 3~4 次。一般 1~2 次，每次间隔 5 天。

### （四）第三腰椎横突综合征

**1. 取穴** 压痛明显处。

**2. 方法** 小针刀刀口线与人体纵轴线平行，当刀口接触骨面时，用横行剥离法，感觉肌肉和骨面之间有松动感时即可出针。一般 1~2 次，每次间隔 5 天。

### （五）颈椎病

**1. 取穴** 以痛点为主穴。

**2. 方法** 用直刺法。轻轻纵剥 1~2 次，可配合局部推拿以增强疗效。

### （六）腰椎间盘突出症

**1. 取穴** 椎间隙压痛点（椎间关节处），小腿麻木区中点或承山穴。

**2. 方法** 在腰部痛点中心进针，针刀尖到达椎间小关节韧带周围组织时进行疏通剥离 3~4 次；小腿部位用直刺纵向剥离法。

# 第三节　封闭疗法

## 一、封闭疗法基础

封闭疗法是以不同剂量和不同浓度的局部麻醉药物或/和适当的其他药物注射到损伤或者病变部位的一种治疗方法。

### （一）常用药物

**1. 麻醉药物**

（1）普鲁卡因：毒性低，应首选，但需做过敏试验。一般一次一个部位使用1% ~ 2%普鲁卡因3 ~ 5mL。

（2）利多卡因：常用于对普鲁卡因过敏者。一般每次每个部位使用0.5% ~ 1%利多卡因3 ~ 5mL。

**2. 类固醇类药物**

（1）醋酸泼尼松龙，12.5mg/次，1次/周。

（2）曲安奈德，40mg/次，1次/周。

（3）地塞米松，5 ~ 10mg/次，1次/2 ~ 3天。

**3. 中药注射剂**

（1）复方丹参注射液，2 ~ 6mL，隔日1次，10次为1个疗程。

（2）复方当归注射液，2 ~ 6mL，隔日1次，10次为1个疗程。

（3）威灵仙注射液，2 ~ 6mL，隔日1次，10次为1个疗程。

（4）夏天无注射液，2 ~ 6mL，隔日1次，10次为1个疗程。

（5）川芎嗪注射液，2 ~ 6mL，隔日1次，10次为1个疗程。

### （二）禁忌证

1. 骨与关节结核。

2. 骨与关节化脓性感染。

3. 骨肿瘤。

4. 糖尿病、免疫性疾病、出血性疾病等。

5. 全身状况较差，尤其是患有心血管系统严重病变者。

### （三）注射部位

封闭疗法的注射部位应根据不同疾患而决定，常用的有：

**1. 痛点封闭**　将药物注射到体表压痛最明显处，能迅速缓解疼痛，减轻局部的无菌性炎症反应。

**2. 鞘内封闭**　将药物注射到腱鞘内，有消炎、松解粘连、缓解疼痛的作用，常用于腱鞘炎等。

**3. 硬膜外封闭**　将药物注射到椎管内硬膜外腔隙，可减轻神经根的水肿和炎症反应。主要用于腰椎间盘突出症、腰椎管狭窄症等。

**4. 神经根封闭**　将药物注射到神经根部位，以缓解疼痛。可用于颈椎病等。

**5. 关节内封闭**　将药物注射到关节内，以消除滑膜炎症，减轻关节渗出。主要用于创伤性或继发于类风湿性关节炎的滑膜炎等。

### （四）治疗原则

封闭疗法的关键是明确诊断，压痛点常常是病灶之所在，寻找压痛点对封闭疗法非常重要。此外，还要明确压痛部位的深浅和范围大小，判断属于什么组织。如同时有几个压痛点时要对疾病全面分析，找出主要病灶所在的压痛点。

### （五）操作方法

一般小的表浅部位封闭，常用 5mL 注射器抽吸药物，找准痛点，常规消毒，于中心进针注射药物，然后拔出针头，用无菌纱布或棉签压迫针孔 1 分钟，无菌敷料覆盖 1 天。

部位较深的封闭，如第三腰椎横突综合征、硬膜外封闭和关节腔封闭，消毒面积直径要在 15cm 以上，铺无菌巾，术者戴手套，根据需要选择注射器和针头，刺入病变部位后，回抽无血方可注入药物，拔出针头后处理同前。

### （六）注意事项

**1. 诊断明确**　诊断必须明确，严格掌握适应证和禁忌证。

**2. 封闭部位应准确**　腱鞘炎，药物要注射到腱鞘内；肌腱炎，要封闭痛区的肌腱及其附着的骨骼；筋膜炎，只封闭有压痛的筋膜；滑囊炎，将药物注射到囊内。

**3. 严格无菌操作**　大多数封闭都在肌肉、肌腱、韧带的骨骼附着处，或在椎管、关节等重要部位，一旦感染，后果严重。

**4. 合理用药**　尤其对于类固醇类药物用量不可过大，使用期需短，以免引起严重的并发症。

**5. 观察反应**　注射应缓慢，随时注意患者情况。如有反应，立即停止注射。封闭部位准确，疼痛一般会很快消失，但如果封闭区张力大或有出血，当天晚上疼痛会加重，待消肿后疼痛才能逐渐减轻或消失。

## 二、封闭疗法在骨伤科的应用

### （一）软组织损伤与无菌性炎症引起的疼痛

软组织损伤的患者一般有急性或慢性创伤史；无菌性炎症局部虽有红、肿、热、痛等炎症的表现，但无细菌感染。一般通过局部封闭可达到消炎、镇痛、解痉、减少组织肿胀的目的。

### （二）骨性关节炎

骨性关节炎可见于人体的各个关节，主要表现是关节的疼痛、肿胀、积液、畸形等，通过做关节腔的封闭，可减轻关节的疼痛、肿胀、积液等症状，有利于关节功能的恢复。

### （三）神经卡压痛

人体的神经，尤其是周围神经在到达所支配的肌肉及感觉区域前，要经过各种组织间隙。当神经在此路径上受到压迫而出现一系列临床症状时，称为神经卡压症。通过封闭疗法，将药物注入神经受卡压的局部，可以减轻神经肿胀，减小神经内压力，同时也可以减轻卡压组织局部炎症反应及肿胀，从而减小神经的压迫，达到减轻神经症状的目的。

### （四）脊柱退行性病变

脊柱退行性病变（如颈椎病，腰椎间盘突出症）的特点之一是神经根受到刺激，从而引起根性神经症状，包括肢体放射性疼痛、部分肌肉萎缩、肌力下降、局部感觉改变、生理反射降低或消失等。封闭疗法可减轻疾病症状，改善肢体功能，提高患者生活质量。

### （五）腱鞘疾病

肌腱与腱鞘过度摩擦是腱鞘炎的病因，临床表现为局部疼痛、肿胀、肢体活动受限。通过局部封闭，在腱鞘内注射糖皮质激素类药物及麻醉药，通过消除肌腱及腱鞘的肿胀和炎症反应、增加腱鞘内空间，从而缓解肌腱与腱鞘的摩擦，达到缓解疼痛和消除肢体活动障碍的目的。

### （六）囊性病变

腱鞘囊肿和滑膜炎，表现为局部肿胀，压痛。将囊内液体抽出后用封闭疗法可减少囊液分泌，缓解疼痛，减少复发。

### （七）其他疾病

其他疾病如风湿性关节炎、类风湿关节炎、痛风性关节炎等，封闭疗法可作为这些疾病的辅助治疗手段，起到减轻症状、恢复功能的作用。

# 第十六章　创伤急救

　　创伤是指人体受到外界某些物理性、化学性或生物性致伤因素作用后所引起的组织结构破坏和（或）功能障碍。创伤急救，是创伤医学的重要组成部分，是提高伤员存活率、减少伤残率的首要环节。

　　创伤急救的目的是：挽救伤员的生命，避免继发性损伤、防止伤口污染。创伤救护步骤是先止血、包扎，然后妥善固定，最后采用正确的搬运方法及时转送。在处理复杂伤情时应优先解除危及伤员生命的情况，使病情得到初步控制，然后再进行后续处理，并尽可能稳定伤情，为转运和后续治疗争取时间、创造条件。必须优先抢救的急症主要包括心跳、呼吸骤停，窒息、大出血、张力性气胸和休克等。

## 第一节　急救技术

### 一、现场急救技术

　　常用的急救技术主要有复苏、通气、止血、包扎、固定和搬运转送等。急救医学将其中的保持呼吸道通畅、止血、包扎、固定、搬运称为现场急救的 5 项技术。

#### （一）复苏

　　心跳、呼吸骤停时，从现场开始行体外心脏按压及口对口人工呼吸；接着在急诊室（车）用呼吸面罩及手法加压给氧或气管插管接呼吸机支持呼吸；在心电监测下电除颤，开胸心脏按压；药物除颤，并兼顾脑复苏。

#### （二）通气

　　呼吸道发生阻塞可以在很短时间内使伤员窒息死亡。因此，对呼吸道阻塞的伤员，必须迅速以最简单有效的方式予以通气。

　　首先使伤员仰卧，解开伤员衣领、腰带等妨碍呼吸的约束物。对于颌面部伤所致的口腔内呼吸道阻塞，应及时清除口、鼻、咽喉中的分泌物、血凝块等异物，保持呼吸道通畅。对于颅脑伤舌根后坠及深度昏迷而窒息者，应用双手抬起伤员两侧下颌角，将伤员头偏向一侧或取侧卧位。对于呼吸道阻塞及有窒息危险的伤员，可插入口咽通气管或鼻咽通气管，或行环甲膜切开插管、用粗针头穿刺环甲膜通气、气管内插管及气管切开插管。

## （三）止血

大出血是创伤导致死亡的重要原因之一，所以必须及时止血。急救常用的止血方法有指压法、加压包扎法、填塞法和止血带法等。

**1. 指压法**　适用于头部和四肢的动脉出血。方法是用手指压在出血部位的近心端，把动脉出血处指压闭合在骨面上，阻断血流，达到迅速和临时止血的目的。如头颈部大出血，可压迫一侧颈总动脉、颞动脉或颌动脉；上臂出血可根据伤部指压腋动脉或肱动脉；下肢出血可指压股动脉等。因四肢动脉有侧支循环，故指压法效果有限，且难以持久，只能作为止血的短暂应急措施。

**2. 加压包扎法**　最为常用。一般小动脉和静脉损伤出血均可用此法止血。方法是先将灭菌纱布或敷料填塞或置于伤口，外加纱布垫压，再以绷带或三角巾加压包扎。包扎的压力要均匀，以能止血、肢体远端仍有血循环为度。包扎范围应够大，以超出伤口2～3横指为宜，使用绷带时要从肢体远端向近端包扎。包扎后将伤肢抬高，以增加静脉回流和减少出血。

**3. 填塞法**　适用于颈部、臀部或其他部位较大且深，难于加压包扎的伤口，以及实质性脏器的广泛渗血等。方法是先用1～2层大的无菌纱布铺盖伤口，以纱布条或绷带充填其中，再加压包扎。

**4. 止血带法**　一般用于四肢大血管出血，且加压包扎无法止血的情况。常用止血带有橡胶型和充气型两种，紧急情况下，也可使用三角巾、绷带等代替，但禁用细绳索或电线等。止血带使用恰当可挽救一些大出血伤员的生命，使用不当则可带来严重的并发症，以致引起肢体坏死、肾功能衰竭，甚至死亡。因此，要严格掌握其使用方法和注意事项。

（1）操作方法：首先确定使用止血带的部位，上肢缚于上臂上1/3处，下肢缚于中上1/3处，距离伤口上方10～15cm，前臂和小腿禁用止血带。然后在扎止血带部位用纱布、毛巾或衣物垫好，上止血带时先将患肢抬高，尽量使静脉回流。若用橡皮管止血，以左手拇指、食指、中指拿止血带头端，另一手拉紧止血带绕肢体两圈，将止血带末端放入左手食指、中指间拉回固定（图16-1）。若用气压止血带，缚上后充气直至达到有效止血目的。

（2）注意事项：使用止血带不必缚扎过紧，以能止住出血为度；应每隔1小时放松2～3分钟，松开时伤口处要加压，以减少出血，且使用总时间一般不超过4小时；上止血带的伤员必须有显著标志，并注明使用止血带的时间；松解止血带前，应先输液或输血，补充血容量，准备好止血器械，然后再松止血带。严重挤压伤和远端肢体严重缺血者，要忌用或慎用止血带。

## （四）包扎

包扎可以保护伤口、减少污染、协助止血，固定关节、骨折和敷料，并止痛。最常用的材料是绷带、三角巾等。

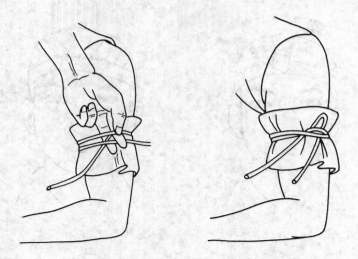

图 16 −1 橡皮管止血带止血法

## 1. 包扎种类

（1）绷带包扎法：最常用的一种伤口包扎法。包括环形包扎法、螺旋反折包扎法（图 16 −2）、8 字形包扎法（图 16 −3）和回返包扎法（图 16 −4）等。包扎要掌握"三点一走行"，即绷带的起点、止点、着力点（多在伤处）和走行方向顺序。

（2）三角巾包扎法：使用简单、方便、灵活，可用于身体不同部位的包扎（图16 −5、图 16 −6），也可做较大面积创伤的包扎，但不便加压，也不够牢固。

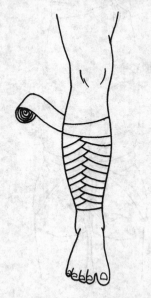

图 16 −2 螺旋反折式绷带包扎法

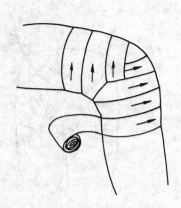

图 16 −3 "8"字绷带包扎法

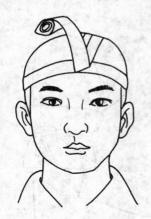 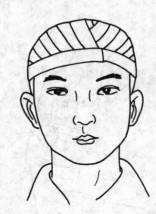

图 16 - 4 回返绷带包扎法

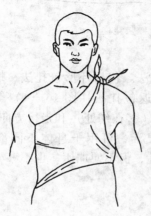 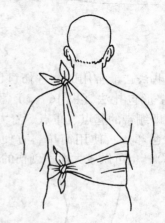

图 16 - 5 三角巾胸部包扎法

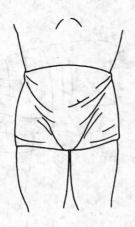 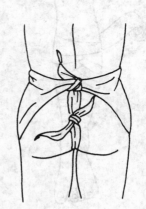

图 16 - 6 三角巾下腹部包扎法

（3）便捷材料包扎：就地取材，如毛巾、手绢、衣服等，利用最便捷的方法，采用最快的速度，对伤口或伤肢进行包扎。

**2. 包扎的要求及注意事项**

包扎的动作要轻、快、准、牢，尽量不要在伤口上打结。包扎范围应超出伤口边缘5～10cm。松紧要适度，既要保证敷料固定和压迫止血，又不影响肢体血液循环。四肢包扎时，要露出指（趾）末端，以便随时观察肢端血液循环情况。遇有外露污染的骨折断端或腹内脏器，不可轻易回纳。若系腹腔组织脱出，应先用干净器皿保护后再包扎，不要将敷料直接包扎在脱出的组织上面。

## （五）固定

现场救护中临时固定一般用于骨关节损伤及较重的软组织损伤。固定可以限制受伤部位的活动度，减轻痛苦，避免再损伤，并有利于防治休克和搬运转送。

固定时应尽可能牵引伤肢和矫正畸形，然后将伤肢用固定物固定于适当的位置，固定范围应包括骨折远端和近端两个关节。固定物多采用夹板及木棒、树枝等，如缺乏固定材料，可行自体固定法，如将上肢固定于胸廓上，受伤的下肢固定于健肢上。固定物与肢体之间要加衬垫，以防皮肤压伤。固定既要牢固又不可过紧，固定四肢时要露出指（趾）末端，以便观察血液循环情况。开放性损伤，应先止血、包扎，再固定。

## （六）搬运

伤员经初步处理后，需从现场送到救护站或医院进行治疗。正确的搬运可避免伤情加重。搬运方法多种多样，一般多采用徒手或担架搬运。徒手搬运方法包括扶行法、背负法、拖行法、双人拉车式等。担架搬运方法具体操作为：急救人员由2～4人一组，将伤者水平托起，平稳放在担架上，脚在前，头在后，以便观察。抬担架的步调、行动要一致，平稳行进，向高处抬时，前面的人要放低，后面的人要抬高，向低处走时则相反，以使患者保持在水平状态。担架员应边走边观察伤员生命体征。有病情变化，应立即停下抢救，先放脚，后放头。

疑有脊柱骨折的病人应尽量减少不必要的活动，以免引起或加重脊髓损伤。搬运应由3人采取平卧式搬运法，如人员不够可采取滚动式搬运法。如采用软担架则宜取俯卧位，以保持脊柱的平直，禁止弯腰。颈椎损伤者应有专人牵引伤员头部，颈下须垫一小软垫，使头部与身体成一水平位置，颈部两侧用沙袋固定或使用颈托，肩部略垫高，防止头部左右扭转和前屈、后伸。骨盆骨折的病人，除包扎骨盆部外，臀部两侧也要用软垫或衣物垫好，并用布带将身体捆在担架上，以降低震动和减少疼痛。颅脑损伤者，头部要加以固定，防止因晃动而加重伤情。颌面伤者应采取健侧卧位或俯卧位，便于口内血液和分泌物向外流，保持呼吸道通畅。开放性气胸病人，搬运过程中采取半卧位并斜向伤侧，同时要用敷料严密地堵塞伤口。昏迷伤员应采用半卧位或俯卧位，防止分泌物和舌根堵住呼吸道。

## 二、清创术

开放性伤口常有污染，应行清创术。清创术的目的是通过外科手术方式使开放污染伤口转变为清洁伤口，从而为组织愈合创造良好的条件。

## （一）时间

清创时间越早越好，伤后 6～8 小时内清创一般都可达到一期愈合。超过 6～8 小时，在 24 小时以内，感染尚未确立，在抗生素有效使用的情况下，仍可清创。超过 24 小时的污染伤口，已有细菌侵袭深部组织，原则上不予彻底清创，应简单处理，建立引流，留待二期处理。

此外，污染程度也是十分重要的因素，伤口污染越严重感染越快。反之，污染较轻时超过 24 小时仍可进行彻底清创。

## （二）步骤与注意要点

**1. 准备** 在麻醉下进行伤口的清洗和消毒。麻醉成功后，先用无菌敷料覆盖伤口，剃去伤口周围毛发，用无菌刷和肥皂液由伤口向四周清洗周围皮肤 3 次。冲洗液不应流入伤口内，以防加重污染。去除敷料后可取出明显可见的异物、血块及脱落的组织碎片，用生理盐水反复冲洗伤口，必要时结合 3% 过氧化氢溶液冲洗。常规消毒，铺无菌巾。

**2. 清创** 清创是使用刀、剪等器械切除受污染的、失去生命力的组织。清创要做到彻底，必须按一定顺序，由一点开始，逐渐扩大手术范围，由浅及深，仔细操作。

（1）显露创腔：彻底清创必须充分暴露创腔。必要时可扩大伤口，以充分显露创底为度。一般肢体部位应沿纵轴切开，经关节的切口应做 S 形切开，筋膜要切开以使肢体骨筋膜室得到充分减压。

（2）清除异物及坏死组织：由浅入深清除创腔内的异物、凝血块和组织碎片等。切除坏死组织要彻底，应按照皮肤、皮下组织、筋膜、肌肉、肌腱、骨骼的顺序，先外后里依次进行。皮肤清创一般需切除其伤口边缘 1～2mm，同时清除已剥脱皮瓣的皮下脂肪；颜面、手指、关节附近和会阴区等部位的皮肤要尽量保留。污染的皮下组织、筋膜、肌肉等应该切除；凡肌肉组织暗淡无光泽，且用手术镊夹之伤者无反应，也需切除。损伤的肌腱和神经应尽量少切除。游离的小骨片可以取出，但大骨片及与骨膜相连的骨片不应切除，以防止骨缺损。脑、脊髓等重要器官要特别保护，不可随便切除。

（3）彻底止血：要注意仔细止血，以免术后形成血肿，尤其是活动性出血要止住，但各部位主要血管尽量不结扎，四肢主要血管的损伤应尽量修复或吻合。

（4）冲洗和引流：清创后再次用生理盐水反复冲洗伤腔，污染严重者可用 3% 过氧化氢溶液清洗浸泡后再以生理盐水冲洗。引流条（管）的放置，应根据需要决定，一般另行切口放置，尽量不放置在伤口内。

**3. 伤口缝合** 缝合过程中神经、血管、肌肉、肌腱和皮肤等组织要逐层对应吻合；神经和肌腱不能一期吻合者，应原位固定并覆盖，留待以后修复。肢体深筋膜可以不缝合，术后如发生肿胀则有减压作用，防止血循环障碍。

伤后时间短和污染轻的伤口，若清创彻底可予以一期缝合。如伤口污染较重或处理时间已超过伤后 8～12 小时，但尚未发生明显的感染，皮肤缝线暂不结扎，伤口内留置引流条；24～48 小时后伤口仍无明显感染者，可将缝线结扎使创缘对合。缝合时不能留死腔，否则易积液感染；缝合要保持一定的张力，但不宜过密、过紧，以伤口边缘对合为度。

### （三）术后处理

术后予以包扎并定期更换敷料，必要时制动固定。抬高患肢，使之与心脏位于同一水平线上，既有利于消肿，又不会导致组织缺血。密切观察肢体远端血循环和神经功能，防止发生骨筋膜室综合征。早期使用破伤风抗毒素，预防破伤风发生。合理使用抗生素预防感染。如果出现感染，一方面尽早进行细菌培养及药敏试验，选用敏感抗生素进行治疗；另一方面要拆开缝线，充分引流、冲洗和换药。

## 第二节 常见并发症及处理原则

### 一、创伤性休克

创伤性休克，是机体受到严重创伤后发生的，以有效循环血容量下降、微循环灌注不足，机体缺血、缺氧和红细胞代谢障碍为主要表现的一种复杂的临床综合征。创伤性休克是严重创伤的常见并发症，临床表现有血压下降、面色苍白、出冷汗、脉数弱、尿量减少、神志淡漠等。

### （一）病因病理

根据创伤后休克的病因可分为以下 5 种，其中以创伤性低血容量性休克最为常见。

**1. 创伤性低血容量性休克** 主要原因为创伤后大失血和失液，如多发骨折、大面积烧伤等。

**2. 创伤性心源性休克** 创伤造成心脏收缩和舒张功能严重受限，或心肌创伤而引发功能衰竭，导致心排出量骤减而发生休克。如胸部创伤合并的血胸和气胸、心肌创伤等。

**3. 创伤性血管源性休克** 创伤后神经功能紊乱、体内酸碱平衡失调、坏死物质与一些毒素被吸收等，造成血管功能紊乱，使血管同时大面积开放，从而引发有效循环血容量突然下降而导致休克。

**4. 创伤性神经源性休克** 创伤后剧烈疼痛的刺激、过度恐惧等引发神经功能紊乱；中枢神经创伤造成血管中枢功能失调；广泛神经创伤后的大量肌肉瘫痪使静脉大面积扩张等因素，造成血管功能紊乱及血液分流，使有效循环容量锐减而造成休克。

**5. 创伤后感染休克** 细菌在伤口内或在创伤后的脏器内生长繁殖，释放出内毒素和外毒素，作用于体温中枢、血管中枢、呼吸循环中枢等，引发脏器功能与神经功能紊乱而发生休克。

休克病理过程可分为休克代偿期、休克失代偿期（代偿衰竭期）和休克晚期（严重期）3 个阶段。如休克不能及时纠正，常可产生弥漫性毛细血管内凝血（DIC），使微循环衰竭更加严重，预后甚差。

### （二）临床表现

休克的临床表现与其严重程度有关。

（1）意识与表情：轻度休克，患者表现为兴奋、烦躁、焦虑或激动，随着休克的加重，患者表现由表情淡漠或意识模糊到神志不清，甚至昏迷等。

（2）皮肤：面色苍白，发绀，皮肤湿冷。严重时有瘀状斑点，四肢厥冷。表浅静脉不充盈，毛细血管充盈时间延长。

（3）脉搏：脉率增快，常可超过 120 次/分，当出现心力衰竭时，脉搏又变缓慢且微细欲绝。

（4）血压：在休克代偿期，血压波动不大，随着休克加重，血压下降。血压开始降低时主要表现为收缩压降低，舒张压升高，脉压减小，脉搏增快。而血压的变化要参照患者的基础血压而定，当血压下降超过基础血压的 30%，脉压低于 30mmHg 时，要考虑休克的发生。

（5）呼吸：常有呼吸困难和发绀。出现代谢性酸中毒时，呼吸急促深快；严重代谢性酸中毒时，呼吸深而慢；发生呼吸衰竭或心力衰竭时，出现严重呼吸困难。

（6）尿量：尿量减少是休克早期的征象。若尿量每小时少于 25mL，常提示肾脏血液灌注量不足，有休克存在。

### （三）辅助检查

（1）血红蛋白及红细胞压积测定：二项指标升高，常提示血液浓缩，血容量不足。

（2）电解质测定：可发现钾、钠及其他电解质丢失情况，由于细胞损伤累及细胞膜，可出现高钾低钠血症。

（3）血小板计数、凝血酶原时间和纤维蛋白原含量测定：如 3 项全部异常则说明休克可能已进入 DIC 阶段。

（4）尿量、尿比重测定：如尿量正常而尿比重低，说明血液稀释；如尿量减少而尿比重低说明血容量不足；若尿比重高，尿量少，尿中无蛋白及糖说明血液浓缩。

（5）血气分析：动脉血氧分压降低至 30mmHg 时，组织进入无氧状态。另外将静脉血二氧化碳分压、静脉血气和 pH 值的测定与动脉血相对照，可反映组织对氧的利用情况。

（6）中心静脉压（CVP）：正常值是 8～12cmH$_2$O，休克患者通常低于 5cmH$_2$O。

（7）心电图：休克患者主要表现为心律改变、ST–T 改变。

### （四）诊断依据

根据创伤病史、临床表现和相关检查可做出诊断。

### （五）治疗

创伤性休克除应按一般休克治疗原则救治外，还应注意以下几点：

**1. 控制活动性出血**　导致创伤性休克最主要的原因是活动性大出血，故首要任务是快速有效地止血。

**2. 处理创伤**　开放性创伤的患者，经抗休克治疗病情稳定后，应尽快进行手术清创缝合，消灭创口，防治感染，争取一期愈合。开放性创伤不处理则休克难以纠正者，则应在积极抗休克的同时，进行手术清创缝合。若有骨折与脱位等要进行复位和适当的固定，对危及生命的张力性或开放性气胸与连枷胸等应紧急处理。

**3. 补充与恢复血容量**　补充与恢复血容量是治疗创伤性休克的根本措施。

（1）全血或红细胞混悬液：全血或红细胞混悬液对创伤失血严重者，可改善贫血和组织缺氧。

（2）血浆：血浆可提高有效循环血量，维持胶体渗透压，如鲜血浆、冻干血浆、羧甲淀粉（代血浆）均可选用。

（3）右旋糖酐：右旋糖酐可提高血浆胶体渗透压。中分子右旋糖酐输入后 12 小时体内尚存 40%，为较理想的血浆增量剂。低分子右旋糖酐排泄较快，4～6 小时内就失去增量作用，但它能降低血液黏稠度，减少血管内阻力而改善循环，还能吸附于红细胞和血小板表面，防止凝集。

（4）葡萄糖和晶体液：在紧急情况下，可先用 50% 的葡萄糖液 60～100mL 静脉注射，以暂时增强心肌收缩力和提高血压，但不能单独大量使用。晶体溶液可供给电解质，如生理盐水、复方氯化钠或乳酸钠。

此外，还应注意维持电解质和酸碱平衡、恢复血管活性、抗感染与防治并发症等。

## 二、骨筋膜室综合征

骨筋膜室是一个由骨骼和深筋膜构成的解剖腔隙，其中包含一个或多个肌腹。骨筋膜室综合征是指因骨筋膜室内组织压升高而产生的一系列症状、体征。骨筋膜室内组织压升高可使血管受压，血循环障碍，肌肉和神经组织血供不足，甚至缺血坏死。

### （一）病因病理

骨筋膜室内组织压升高主要原因：

（1）骨筋膜室容积减少：长时间的挤压或包扎过紧等造成的肢体外部受压所致。

（2）骨筋膜室内组织体积增大：血管损伤出血、肢体骨折内出血、组织缺血后毛细血管通透性增加，以及肌肉过度活动后引起的酸中毒、水肿等导致肢体内部组织肿胀。

由于骨筋膜室内组织压升高并超过微循环灌注压，或长时间缺血、再灌注损伤引起血管通透性异常，导致血管周围渗出或水肿（图 16-7）。如果组织内压升高造成持续性的微循环的损伤，那么由缺氧造成的严重的、不可逆的神经肌肉损伤将导致肌肉坏死和神经脱髓鞘。通常缺血 30 分钟，即发生神经功能异常；完全缺血 4～12 小时后，则肢体发生永久性功能障碍。

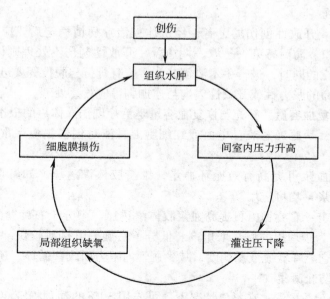

图 16 – 7　骨筋膜室综合征发生机理

## （二）临床表现

伤肢深部出现广泛而剧烈的进行性灼痛，晚期会因神经功能丧失反而无疼痛。局部组织张力增高，触碰会产生疼痛、被动牵拉痛，虽然没有特异性，但这个体征对于诊断是非常有意义的。受累区域感觉过敏或迟钝，晚期感觉会丧失，尤其是两点分辨觉的消失和轻触觉异常出现早，较有诊断意义。患肢肌力减弱、功能逐渐丧失，该表现出现较晚。早期脉搏和毛细血管充盈一般正常，肌内压持续升高超过收缩压后可致无脉。但大部分患者即使出现骨筋膜室综合征，脉搏依然可触及，因为在血压正常的患者中肌内压很少能超过收缩压。

在四肢创伤中，骨筋膜室综合征可发生在任何部位，但上臂和大腿为单骨且肌肉丰厚，筋膜薄且富有弹性，故不易发生骨筋膜室综合征；前臂和小腿有双骨及骨间膜，筋膜厚韧且缺乏弹性，肌肉肿胀不易扩散，易发生骨筋膜室综合征。各骨筋膜室压力升高后的表现如下：

1. 前臂分为浅层屈肌、深层屈肌和伸肌 3 个筋膜室。①发生在背侧时，局部压痛、组织紧张，伸拇、伸指无力，被动屈拇、屈指均可引起疼痛；②发生在掌侧时，局部压痛、组织紧张，屈拇、屈指无力，被动伸拇或伸指可引起疼痛，尺神经与正中神经支配皮肤感觉异常。

2. 小腿有 4 个筋膜室。

（1）胫前骨筋膜室：小腿前侧压痛、组织紧张、时有红肿，伸趾肌及胫前肌无力，被动屈踝、屈趾可引起疼痛，腓深神经支配区感觉异常。

（2）腓骨肌骨筋膜室：小腿外侧压痛、组织紧张，腓骨肌无力，内翻踝关节可引起疼痛，足背皮肤感觉异常。此间隙受压少见，应首先考虑腓总神经损伤。

（3）胫后浅骨筋膜室：小腿后方肿胀、压痛，比目鱼肌及腓肠肌无力，背伸踝关节可引起疼痛，呈僵直性马蹄足畸形。多因股动、静脉或腘动、静脉损伤，仅修复了动脉没有修复静脉而造成。

（4）胫后深骨筋膜室：小腿远端内侧，跟腱与胫骨之间组织紧张，有压痛；趾屈肌及胫后肌无力，伸趾时引起疼痛；胫后神经支配区感觉异常。

### （三）诊断依据

**1. 病史** 肢体长时间受挤压、严重碾轧、外固定不当等病史。

**2. 症状体征** 可归纳为 5 "P" 症：疼痛（Pain）或由疼痛转为无痛（Painless），皮肤苍白（Pallor），感觉异常（Paresthesia），麻痹（Paralysis），无脉（Pulselessness）。

**3. 辅助检查** 可通过测量组织内压来辅助诊断。

### （四）治疗

**1. 切开减压** 早期彻底切开以达到筋膜室的迅速减压，使毛细血管床达到再灌注从而改善局部血液循环，是防止肌肉和神经发生坏死及永久性功能损害的唯一有效办法。

**2. 切口处理** 切口开放，延迟闭合，远期通过减张缝合或植皮闭合伤口。创面可用凡士林纱布或 10% 高渗盐水纱布覆盖，必须严格无菌操作，预防破伤风与气性坏疽。

**3. 其他治疗** 措施除合理应用抗生素预防感染外，还可联合应用一些对症治疗药物，如甘露醇、呋塞米（速尿）、维生素 C 及地塞米松等，这些药物具有脱水、消肿、降低室内压等作用。此外，高压氧也可作为一种辅助治疗方法。

## 三、挤压综合征

挤压综合征，是指四肢或躯干肌肉丰厚部位，遭受重物长时间挤压，解除压迫后，发生的以肌红蛋白尿、高血钾症、酸中毒和氮质血症等为特点，以急性肾功能衰竭为主要表现的症候群。

### （一）病因病理

挤压综合征多见于灾害性事件致建筑物倒塌、交通事故等意外伤害造成的挤压伤中。昏迷与手术的患者肢体长时间被自身体重压迫也可偶见。

其病理变化归纳为：

**1. 肌肉缺血坏死** 由于肌肉受压缺血产生的类组胺物质可使毛细血管通透性增加，从而引起肌肉发生缺血性水肿，肌内压上升，肌肉血循环发生障碍，形成缺血－水肿恶性循环，最后使肌肉神经发生缺血性坏死。

**2. 急性肾损害** 由于肌肉缺血坏死、大量血浆渗出造成低血容量性休克、肾血流量减少；休克和严重损伤诱发应激反应，释放亲血管活性物质，使肾脏微血管发生强而持久的痉挛收缩，致肾小管缺血甚至坏死。肌肉坏死产生大量肌红蛋白、肌酸、肌酐和钾、磷、镁离子等有害的代谢物质，同时肌肉缺血、缺氧和酸中毒可使钾离子从细胞内大量逸出，导致血钾浓度迅速提高。外部压力解除后，有害的代谢物质进入体内血液循环，又可加重创伤后机体的全身反应。在酸中毒和酸性尿状态下，大量的有害代谢物质沉积于肾小管，加重对肾脏的损害，最终导致急性肾功能衰竭的发生。

## （二）临床表现

**1. 局部表现**　伤部压力解除后，局部可能暂时正常，受力最大部可有压迹，伤部边缘出现红斑，邻近健康皮肤出现水泡，这是挤压伤最早的表现。之后伤肢局部肿胀僵硬、皮下瘀血、冰冷、苍白发绀，远端动脉搏动明显减弱或消失，伤肢麻木或瘫痪。

**2. 全身表现**

（1）肌红蛋白尿：诊断挤压综合征的一个重要条件，也是与单纯创伤后急性肾衰的重要区别点。患者伤肢压力解除后，24小时内出现褐色尿或自述血尿，同时尿量减少，比重升高，后逐渐下降，1～2天后恢复正常。

（2）高血钾症：肌肉坏死，细胞内的钾大量进入血液循环，加之肾脏衰竭排钾困难，在少尿期血钾可迅速上升，甚至24小时内升至致命水平。高血钾同时伴有高血磷、高血镁及低血钙，可以加重血钾对心肌的抑制和毒性作用。

（3）酸中毒及氮质血症：肌肉缺血坏死后，大量磷酸根、硫酸根等酸性物质释出，使体液pH值降低，导致代谢性酸中毒。严重创伤后组织分解代谢旺盛，大量中间代谢产物集聚体内，非蛋白氮与尿素氮迅速升高，临床上可出现神志不清、呼吸深大、烦躁口渴、恶心等酸中毒与尿毒症的一系列表现。

（4）休克：部分患者早期可不出现休克，或休克期短暂未被发现。大多数患者由于挤压伤剧痛的刺激，组织广泛被破坏，血浆大量的渗出而迅速发生休克。

## （三）诊断依据

**1. 病史**　有严重创伤史或肢体受长时间挤压史。

**2. 症状体征**　局部表现及肌红蛋白尿等典型的全身反应。

**3. 实验室检查**　血、尿常规检查提示有代谢性酸中毒、高血钾症、肌红蛋白血症、肌红蛋白尿与肾功能损害；谷草转氨酶（GOT）、乳酸脱氢酶（LDH）肌酸激酶（CK）、肌磷酸激酶（GPK）等肌肉缺血所释放的酶，可反映肌肉坏死程度及其规律。

## （四）治疗

挤压综合征一旦发生，死亡率较高，因此，对有挤压伤的患者早预防、早诊断、早治疗是非常重要的。

**1. 急救及预防措施**　强调现场急救的重要性，妥善处理受伤部位。主要措施有补液、解除压迫、镇静止痛、碱化尿液、补充血容量、患肢良好固定并严禁抬高或按摩热敷。

**2. 伤肢处理**

（1）切开减压：有明显挤压伤史，尿潜血或肌红蛋白检查阳性，伤肢明显肿胀，局部张力高，或有水泡发生及有相应的运动和感觉障碍者，应早期切开减压。

切开可使筋膜间隔区内组织压下降，改善静脉回流，恢复动脉血供，防止或减轻挤压综合征的发生或加重。如肌肉已坏死，彻底清除坏死组织的同时引流，可减轻中毒症状，减少感染的发生或减轻感染程度。切开后伤口包扎不能加压，同时要保证全身营养供给，防治低蛋白血症。

（2）截肢：其适应证是：①伤肢无血运或严重血运障碍，即使保留肢体也无功能者；②全身中毒症状严重，经切开减压等处理仍不见症状缓解，已危及生命者；③伤肢合并有特异性感染，如气性坏疽等。

**3. 保护肾功能**　挤压综合征急性肾功能衰竭时血尿素氮和钾离子上升速度较一般急性肾衰快。因此提倡及早进行透析治疗，迅速清除体内过多的代谢产物，减少心血管并发症的发生，以免肾功能发生不可逆改变。

**4. 其他治疗**　注意维持水、电解质和酸碱平衡，正确应用抗生素防治感染。此外，中医辨证论治可改善患者全身和局部情况，高压氧治疗有助于改善组织血供，降低组织压。

# 参考文献

1. 岑泽波．中医骨伤科学．上海：上海科学技术出版社，1985
2. 樊粤光．中医骨伤科学．北京：高等教育出版社，2008
3. 王和鸣，黄桂成．中医骨伤科学．北京：中国中医药出版社，2011
4. 冯传汉．骨科诊查手册．北京：北京医科大学中国协和联合出版社，1992
5. 唐农轩，范清宇．骨科常用诊疗技术．北京：人民军医出版社，2006
6. 王和鸣．中医骨伤科学基础．上海：上海科学技术出版社，1996
7. 宋修军，李明，马玉明，彭明．临床骨科诊断学．北京：科学技术文献出版社，2010
8. 孟庆学，田军，王军峰，武玉涛．实用放射诊断学．北京：中国医药科技出版社，2013
9. 刘人伟．现代实验诊断学：检验与临床．北京：化学工业出版社，2009
10. 胡成进，公衍文．检验结果临床解读．北京：人民军医出版社，2010
11. 刘玉杰，王岩，王立德．实用关节镜手术学．北京：人民军医出版社，2006
12. 王拥军．实验骨伤科学．北京：人民卫生出版社，2012
13. 赖世隆．中药临床试验．广州：广东人民出版社，2001
14. 王家良．临床流行病学．北京：人民卫生出版社，2002
15. 王北婴．中药新药研制与申报．北京：中国中医药出版社，1995
16. 王瑞莲．新药临床研究实用手册．北京：化学工业出版社，2003
17. 郑筱萸．中药新药临床研究指导原则．北京：中国医药科技出版社，2002
18. 王家良．循证医学．第2版．北京：人民卫生出版社，2006